Nahrungspausen

Prof. Dr. Dr. med. Claus Muss
Dr. med. Heike Bueß-Kovács

Nahrungs-pausen

Warum ein leerer Magen gesund macht

KOPP VERLAG

1. Auflage Januar 2017

Umschlaggestaltung: Dennis Reith
Redaktionelle Mitarbeit: Margaretha Becker, München
Lektorat: Dr. Renate Oettinger
Satz, Illustrationen und Layout: Opus verum, München

ISBN 978-3-86445-397-7

FSC
www.fsc.org
MIX
Papier aus verantwortungsvollen Quellen
FSC® C014496

Gerne senden wir Ihnen unser Verlagsverzeichnis
Kopp Verlag
Bertha-Benz-Straße 10
72108 Rottenburg
E-Mail: info@kopp-verlag.de
Tel.: (0 74 72) 98 06-0
Fax: (0 74 72) 98 06-11

Unser Buchprogramm finden Sie auch im Internet unter:
www.kopp-verlag.de

Inhalt

Interviews

Vorwort

Weniger ist mehr

Was können Nahrungspausen – auch Nahrungskarenzen genannt – bewirken? Sie kurbeln den Stoffwechsel an, aktivieren vielfältige Enzyme und fördern so das Wohlbefinden und die Gesundheit des Menschen. Außerdem lassen Nahrungskarenzen den Körper sozusagen durchatmen und unterstützen ihn durch Aktivierung hilfreicher Enzyme bei vielen chronischen Erkrankungen wie Autoimmunstörungen, Allergien, entzündlichen Erkrankungen oder Vorstufen des Diabetes mellitus Typ 2. Sie entschlacken und kurbeln den Stoffwechsel zu einer natürlichen Entgiftung an.

Ein Wort vorab

In Japan ist dieses Phänomen schon länger bekannt. Ein japanischer Mediziner und Autor reduzierte mit der Strategie, nur eine Mahlzeit am Abend kurz vor dem Schlafengehen zu sich zu nehmen und den Magen ansonsten knurren zu lassen, 15 Kilo Übergewicht und erreichte nach eigener Angabe eine Verjüngung seiner Haut sowie ein biologisches Alter seiner Blutgefäße, das dem eines 26-Jährigen entspricht. Auch in vielen anderen Kulturen und Religionen auf der ganzen Welt gilt der zeitweise Nahrungsentzug als wohltuend und gesund – für den Körper wie für die Seele.

Nun zieht das Phänomen weltweite Kreise und sorgt in den USA unter der Bezeichnung Time Restricted Eating (TRE) – zeitbegrenztes Essen – für Furore. Wissenschaftler des Salk-Instituts für Biologische Studien in San Diego untersuchten in einer aktuellen Studie das Ernährungsverhalten von Mäusen und kamen zu einem sensationellen Ergebnis: Alle Labormäuse durften fressen, was sie wollten – eine Gruppe jedoch zeitlich limitiert, die andere hatte 24 Stunden Zugang zum Futtertrog. Während die Mäuse, die rund um die Uhr futtern konnten, ihr Gewicht verdoppelten, nahmen die TRE-Mäuse nur in ganz geringem Umfang zu. Die Wissenschaftler kamen zu dem aufsehenerregenden Schluss, dass Esspausen von 12 bis 16 Stunden in hohem Maße vor Übergewicht zu schützen vermögen, was wiederum der allgemeinen Gesundheit zuträglich ist. Es ist also nicht nur wichtig, WAS wir essen, sondern auch, WANN wir dies tun.

Darüber, dass eine bewusste Kalorienzufuhr oder auch Phasen mit völligem Verzicht auf feste Nahrung das Leben verlängern und vor nahezu allen (Zivilisations-)Krankheiten schützen können, gab es immer wieder Berichte in medizinischen Fachzeitschriften. Es ist fantastisch, welche heilsamen Prozesse in unserem Körper angestoßen und welche Enzyme ausgeschüttet werden, wenn wir Esspausen in den Tagesablauf einbauen.

Die Liste der Leiden, die man sich mit einem phasenweisen Nahrungsverzicht und gesunder Ernährungsweise vom Leib halten kann, ist nahezu unbegrenzt:

- Zeitweise Nahrungskarenz schützt die Gefäße vor Arteriosklerose, entlastet das Herz und senkt den Blutdruck.
- Der Stoffwechsel wird angeregt, Leber, Gallenblase und Nieren arbeiten effizienter, um die Entgiftungs- und Ausscheidungsfunktionen zu gewährleisten. Blutzucker, Blutfette und andere Stoffwechselparameter wie etwa Harnsäure normalisieren sich.
- Eine nur zeitweise Nahrungszufuhr entlastet den Darm und führt zu einer Regeneration der Darmschleimhaut. Der Darm als zentrales Verdauungsorgan kann dann wieder optimal Nahrungsbausteine aufnehmen und verwerten sowie seine wichtigen Immunfunktionen wahrnehmen.
- Zeitreduzierte Kost tut auch dem Gehirn und den Nerven gut. In Kombination mit einer ausgeglichenen Lebensweise und einem geregelten

Schlaf-wach-Rhythmus verbessern sich die Schlafqualität sowie die Konzentrations- und Leistungsfähigkeit am Tag. Auch einer Demenz- und Alzheimer-Erkrankung kann man anscheinend vorbeugen.

- Bewusste Ernährung und Nahrungskarenzzeiten wirken sich unmittelbar auf unser Erbgut in den Zellkernen aus. Studien haben ergeben, dass sich auf diese Weise die Chromosomenenden vor dem Abbau und die Zellen vor dem vorzeitigen Tod bewahren lassen. Das Risiko für Zellentartung und Entstehung von Krebs lässt sich durch einen verbesserten Zellschutz vor freien Radikalen senken.
- Nicht zuletzt verhilft eine zeitweise Nahrungskarenz in Kombination mit regelmäßiger körperlicher Bewegung zu einer schlanken Figur, zu körperlichem Wohlbefinden sowie zu seelisch-geistiger Vitalität und Frische.

In Zeiten der Nahrungskarenz reduziert sich das Angebot an Nährstoffen. Der Stoffwechsel kann nicht darauf zurückgreifen und bedient sich der vorhandenen Fettreserven. Die gesunde Gewichtsreduktion ist ein günstiger Nebeneffekt und spornt dazu an, das erreichte Normalgewicht dauerhaft zu erhalten.

Viel Freude beim Lesen!

Prof. Dr. Dr. med. Claus Muss, Dr. med. Heike Bueß-Kovács

Was dieses Buch will

Ratgeber zum Thema Ernährung gibt es mittlerweile in etwa so viele wie die sprichwörtlichen Kiesel am Strand. Dennoch ist Fakt: Wir werden nicht nur immer dicker, sondern die gesundheitlichen Probleme durch falsche Ernährung mit einem Zuviel an Zucker, Fett und sogenannten leeren Kalorien überrollen uns – und das in allen sozialen Bevölkerungsschichten. Die westlichen Gesellschaften steuern geradewegs in eine Ernährungskatastrophe vom Ausmaß eines Tsunamis. Doch das geschieht nicht etwa deswegen, weil wir, wie in vielen Teilen der Welt, mangels Nahrung Hunger fürchten müssen, sondern weil wir zu viel vom Falschen zur falschen Zeit essen. Massive Zivilisationsbeschwerden und chronisch degenerative Erkrankungen sind die Folge. Dabei stand uns noch nie so viel Wissen über gesunde Ernährungsweisen und Nahrungsmittel zur Verfügung, und noch nie hatten wir so viele Möglichkeiten, diese auch zu nutzen und damit selbstverantwortlich für unsere Gesundheit zu handeln.

Dass die wichtigsten Säulen der Gesundheitsvorsorge ein gesunder Lebensstil mit viel Bewegung und eine gesunde Ernährung sind, sollte sich inzwischen ausreichend herumgesprochen haben. Diese Grundregeln der Prävention können von jedem eingehalten werden – bevor der Arzt nötig wird. Warum also gibt es den frustrierenden Trend zur Fehlernährung, augenscheinlich wider besseres Wissen?

Die Umfrage des renommierten Forschungsinstituts Forsa in der Bevölkerung lieferte ein erstaunliches Ergebnis: 84 Prozent der befragten Personen geben an, sich in der Regel gesund zu ernähren – unabhängig vom Haushaltseinkommen. Nur 15 Prozent der mehr als 1000 Befragten ernähren sich laut eigener Aussage nicht sehr oder überhaupt nicht gesund. Wie passen diese Umfrageergebnisse mit den genannten Tatsachen zusammen? Ganz offensichtlich werden beim Thema bewusste und gesunde Ernährung immer noch Fehler gemacht. Der Gedanke liegt nahe, dass Empfehlungen und Vorschläge zu diesem Thema vielleicht nicht zeitgemäß oder nicht praktikabel genug sind.

Wie schon angesprochen, ist die wichtigste Voraussetzung für eine erfolgreiche Umsetzung beim Projekt »Gesunde und das Gewicht reduzierende Ernährung« das Durchhaltevermögen. Viele Diäten scheitern nach kurzer Zeit, weil entweder nicht der gewünschte Erfolg sofort oder wenigstens bald einsetzt oder der Weg zum Ziel zu beschwerlich erscheint.

Der Verzicht auf bestimmte Nahrungsmittel über eine längere Zeit erscheint möglicherweise als Einschränkung der Lebensqualität, sodass man nach einiger Zeit vor lauter Verzicht das Ziel aus den Augen verliert. Deshalb sei gleich zu Beginn dieser Lektüre erwähnt: Kein verlässliches Konzept ist wirklich in kurzer Zeit wirksam.

Welche neuen und anderen Ansätze können Sie nun von diesem Buch erwarten? Auf keinen Fall erhalten Sie von uns Zauberrezepte, die angeblich mit einem Schlag alle Gewichts- und Gesundheitsprobleme lösen – so etwas zu versprechen ist unseriös. Vielmehr möchten wir Ihnen die neuesten Erkenntnisse über die Zusammenhänge zwischen Gesundheit, Ernährung und Gewichtsproblematik zusammenfassend vorstellen. Wissen ist auch hier Macht: Wer über die Vorgänge des Stoffwechsels informiert ist, kann sich besser seinen individuellen Plan für ein erfolgreiches Ernährungsprogramm zusammenstellen. Vergessen Sie die haltlosen Heilversprechen von Turbo-Diäten und Wunder-Ernährungskonzepten. Solche Methoden führen allenfalls zu einem kurzfristigen Wasserverlust oder zu Nährstoffmangel und schädigen im schlimmsten Fall den Stoffwechsel.

Vom Richtigen zur rechten Zeit

Schon der große griechische Arzt Hippokrates wusste: Die richtigen Nahrungsmittel können als echte Heilmittel wirken. Was aber, wenn nicht nur die richtige, sprich die gesunde und ausgewogene Ernährung eine Rolle spielt, sondern auch der Umstand, wann wir diese zu uns nehmen? Was passiert in unserem Körper, wenn zeitweilig weniger Nahrung in Magen und Darm verstoffwechselt wird – Nahrung also nicht jederzeit unbegrenzt zur Verfügung steht?

In diesem Buch erfahren Sie, was im Körper passiert, wenn von Zeit zu Zeit weniger Nahrung aufgenommen wird. Sie lernen die Rolle verschiedener Enzyme kennen, die durch Nahrungspausen angeknipst werden. Außerdem zeigen wir Ihnen, was die Wissenschaft aus neuesten Studien heute zu Langlebigkeit, zur Erhaltung einer jugendlichen Ausstrahlung und zum Schutz vor chronischen Krankheiten weiß. Auf dieser Grundlage erhalten Sie in einem praktischen Teil viele Tipps, Strategien und Rezepte, um eine Ernährungsumstellung erfolgreich zu praktizieren und den Erfolg auch langfristig zu erhalten.

In zwei Kapiteln zum Thema Fasten erfahren Sie alles Wissenswerte zu einzelnen Fastenmethoden vor medizinischem, aber auch spirituell-religiösem Hintergrund.

Kapitel 1
Dem Jungbrunnen auf der Spur

Die drei Säulen der Gesundheitsprävention

Wissenschaftler gehen davon aus, dass mehr als 70 Prozent aller Erkrankungen in den westlichen Industrieländern ernährungsbedingt und vom persönlichen Lebensstil abhängig sind. Gerade chronische Leiden wie Diabetes, Herz- und Stoffwechselerkrankungen, Demenz und andere neurodegenerative Erkrankungen sind auf dem Vormarsch. Zahlen aus verschiedenen Erhebungen beweisen: Fehlernährung, Bewegungsmangel und Übergewicht spielen dabei die größte Rolle.

Es ist paradox: Dank des medizinischen Fortschritts werden wir immer älter, doch die chronischen Erkrankungen nehmen dabei weiter zu. So gelten fast 20 Prozent der Bundesbürger als chronisch erkrankt und sterben zum Teil frühzeitig an den Folgen. Abgesehen von den vielen menschlichen Tragödien, die verhindert werden könnten, ist auch eine Kostenexplosion im Gesundheitswesen nicht mehr aufzuhalten, denn bereits heute verursacht der Anteil chronisch erkrankter Dauerpatienten alljährlich mehr als die Hälfte der Kosten im Gesundheitssystem. Setzt sich dieser Trend in unserer alternden und geburtenarmen Gesellschaft fort, wird die Solidargemeinschaft diese Entwicklung schon bald nicht mehr tragen können.

Schon jetzt verweist die Politik mehr und mehr auf die Selbstverantwortung des Einzelnen für seine Gesundheit, und auch die Krankenkassen sehen ihre Mitglieder in der Pflicht. Bei bestimmten Krankheiten und Behandlungen verweigern sie inzwischen die Kostenübernahme – eine wahrlich bittere Pille, die von uns allen geschluckt werden muss. Doch die Wahrheit ist: In Zukunft werden Heilbehandlungen und damit die Gesundheit immer teurer. Umso wichtiger wird die Bedeutung individueller Gesundheitsvorsorge sein. Diese Tatsache beinhaltet aber auch einen Vorteil: Wer eigenverantwortlich handelt, macht sich weniger abhängig von den zum Teil überholten und starren Strukturen des Gesundheitssystems. Jeder Mensch hat das Recht auf Gesundheit, und wer die Verantwortung für seine Gesundheit selbst in die Hand nimmt, muss die Chance bekommen, sich rechtzeitig mit dem Thema auseinanderzusetzen und so viele Informationen wie möglich darüber zu erhalten. Gesundheitsprävention ist die beste Investition für die Zukunft und ein lebenswertes Dasein im Alter.

Irrweg Symptombekämpfung!

Um der Kostenexplosion im Gesundheitswesen zu begegnen und der Zunahme chronischer Erkrankungen Einhalt zu gebieten, rückt die Präventivmedizin immer mehr in den Blickpunkt der Öffentlichkeit. Der Förderung von Eigenverantwortung und Selbsthilfe kommt dabei eine Schlüsselrolle zu. Für eine sinnvolle Prävention muss sich aber auch die Medizin selbst bewegen und den Irrweg einer kostentreibenden Symptombekämpfung aufgeben. Eine integrative ganzheitliche Präventionsmedizin richtet den Fokus auf die Ursachen bei der Entstehung von Krankheiten und wirbt für ein neues Verständnis von Gesundheit und Krankheit. Sie weiß um das unmittelbare Zusammenwirken von Körper, Geist und Seele und betrachtet in der Folge den Patienten in seiner Gesamtpersönlichkeit. Zu einer ganzheitlichen, allumfassenden Präventionsmedizin gehört deshalb auch die Salutogenese – die Lehre von der Entstehung der Gesundheit, die neben der Anleitung zu einem gesundheitsbewussten Verhalten auch über die Ursachen und Wirkung der jeweiligen Erkrankung aufklärt und die Selbstheilungskräfte aktiviert. So ist die Förderung von Gesundheit, Lebensqualität, Vitalität und Leistungsfähigkeit genauso Bestandteil der ganzheitlichen Medizin wie die Diagnostik und Behandlung von schweren Erkrankungen in der Pathogenese – der Krankheitsmedizin. Der ganzheitlichen Präventionsmedizin gehört daher die Zukunft!

Gesund sein, gesund bleiben – Wegweiser zur Vorbeugung

Wie wir sehen, ist Vorbeugung die beste Antwort auf die Entwicklungen im Gesundheitswesen und ein gutes Instrument zur Gesunderhaltung. Doch was kann der Einzelne selbst tun, um möglichst lange und effektiv gesund zu bleiben?

Bis heute wurde in der Gesundheitspolitik wenig auf die oben beschriebenen Tatsachen reagiert. Dafür jagt in unserem Gesundheitssystem eine bürokratische Änderung die nächste, ohne dass dies eine wirkliche Veränderung der Situation herbeiführen würde. Staatlich verordnete Programme greifen nun einmal nicht bei Fehlernährung und Übergewicht, und Pillen schützen kaum vor schweren degenerativen Erkrankungen. Es gibt keinen Ersatz für die individuelle Verantwortung, seine persönlichen Gesundheitsrisiken zu erkennen und aktiv zu reduzieren. Zunächst gilt es, die drei Säulen zu benennen, auf denen eine gute Gesundheitsprävention ruht:

- Bewegung
- Good Lifestyle (Entspannung, Regeneration, guter Schlaf)
- Ernährung

Die erste Säule – Bewegung

»No sports«, soll Churchill die Frage, wie er so alt werden konnte, geantwortet haben. Diese Einstellung ist inzwischen längst widerlegt. Ob diese Worte überhaupt von ihm stammen, ist bis heute nicht geklärt und liegt im Dunkel der Geschichte – nicht aber die Tatsache, dass er aufgrund seines Übergewichts mehrere Schlaganfälle erlitt, an Depression erkrankte und vorzeitig seine politische Karriere beenden musste.

Heute zweifelt niemand mehr daran, dass Ausdauersport und regelmäßige Bewegung unerlässlich sind für die Gesundheit bis ins hohe Alter. Zur Erreichung und Erhaltung der körperlichen Fitness gibt es eine Vielzahl sportlicher Betätigungen, die sich alle auf zwei Arten der Energiegewinnung zurückführen lassen – den Umsatz von Energie durch aerobes oder anaerobes Training.

Was bedeutet »aerobes« und »anaerobes« Training?

Damit Muskeln arbeiten können, benötigen sie Sauerstoff und Energie in Form von Kohlenhydraten und Fetten. Die Art, wie Energie im Körper umgesetzt wird, stellt sich bei der jeweiligen Alternative anders dar.

Die Energiegewinnung beim aeroben Training:

Bei aeroben Sportarten werden Kohlenhydrate und Fette unter dem Verbrauch von Sauerstoff verbrannt und in Energie umgewandelt. Die Aufnahme des Sauerstoffes übernehmen hierbei die roten Muskelfasern. Da Sauerstoff zur Fettverbrennung zwingend notwendig ist, sind aerobe Sportarten wie zum Beispiel Laufen, Schwimmen, Radfahren, Rudern, Wandern oder Skilanglauf besser für die Gewichtsreduzierung geeignet als die anaeroben Sportarten.

Die Energiegewinnung bei anaerobem Training:

Mit dem anaeroben Training werden ausschließlich Kohlenhydrate abgebaut, ohne den Verbrauch von Sauerstoff. So werden beispielsweise beim Krafttraining oder beim Tempodauerlaufen die Muskeln stark beansprucht. Eine aerobe Gewinnung der Energie, das heißt die Versorgung des Körpers mit Sauerstoff, reicht nicht mehr aus. Da dem Körper zu wenig Sauerstoff zur Verfügung steht, werden die Kohlenhydrate durch Milchsäuregärung in Energie umgewandelt. Die Energieausbeute ist dabei wesentlich geringer, denn Fette werden bei dieser Art der anaeroben Energiegewinnung nicht verbrannt, da für die Fettverbrennung Sauerstoff benötigt wird. Beim anaeroben Training wie etwa Bodybuilding, Gewichtheben oder Alpinskifahren werden die weißen Muskelfasern genutzt, die ihr Volumen erhöhen können. Für den Muskelaufbau ist daher das anaerobe Training besser geeignet als das aerobe Training.

Aerob oder anaerob – für wen eignet sich welche Variante?

Wer sein Gewicht reduzieren und mehr Kondition erreichen will, der sollte eine aerobe Sportart wählen. Wer dagegen Kraft aufbauen will, sollte auf anaerobe Sportarten zurückgreifen. Kurz gesagt: Aerobes Training bringt mehr Puste, anaerobes Training mehr Muskeln. Da bei der Wahl der Sportart auch Alter, Gewicht und Kondition eine Rolle spielen, muss auch die allgemeine körperliche Verfassung im Blick behalten werden.

Welche Sportarten eignen sich für welches Alter?

Niemand ist zu alt für sportliche Bewegung! Doch generell werden in späteren Jahren die kraftbetonten Anteile im Sport weniger als in der Jugend. Der Anteil anaeroben Kraftsports sollte daher in etwa dem Alter angepasst werden.

Gut geeignete anaerobe Sportarten für den Kraftaufbau bei den Jüngeren sind zum Beispiel Klettern, Bouldern und alle Sportarten, bei denen mit dem eigenen Körpergewicht trainiert wird. Bei den Älteren sind Hantel- und Gerätetraining, aber auch Schwimmen zum Kraftaufbau sehr beliebt.

Bei den aeroben Sportarten neigen die Jüngeren häufig zu sogenannten Fun-Sportarten wie Mountainbiking, Slacklinen oder Skaten, während ältere Semester eher klassische Sportarten wie Tennis oder Bergsteigen bevorzugen.

Zur körperlichen Fitness gehören mehr als nur Kraft und Kondition. Ebenso wichtig ist es, die Koordination zu trainieren. Golf, Tanzen, Tischtennis oder – wer es ungewöhnlicher mag – Jonglieren sind tolle Sportarten, um Balance und Koordination zu üben.

Wussten Sie schon?

Unser Muskelapparat ist nie zu alt für Sport. Muskeln haben keine biologische Uhr und erneuern sich etwa alle 15 Jahre.
Die schlechte Nachricht: Leider verringert sich die Muskelmasse mit dem Alter. So verliert der Körper ab 60 Jahren durchschnittlich 3 Prozent seiner Muskelmasse pro Jahr, und der Anteil der Schnelle-Kraft-Muskulatur nimmt zugunsten der Ausdauermuskulatur ab.
Daraus resultiert eine vermehrte Speicherung von Fett im Gewebe.
Die gute Nachricht: Es ist auch möglich, die Muskelmasse innerhalb von 12 Monaten um 100 Prozent zu steigern.

Interview

Prof. Karl Neeser, Sport- und Gesundheitswissenschaftler

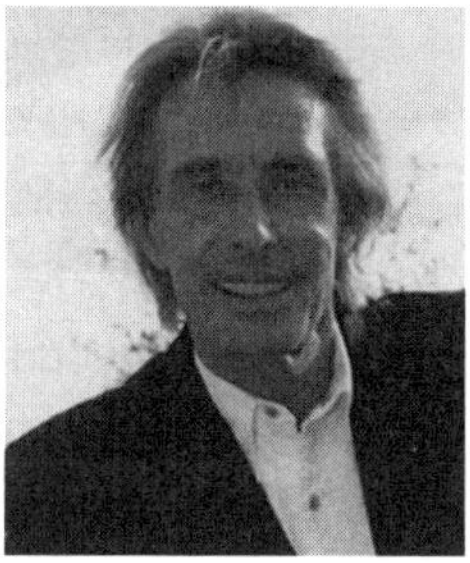

Herr Dr. Neeser, wie sehen Sie den Stellenwert der Bewegung neben einer gesunden Ernährung?
Besonders schnell und einfach lässt sich der Stoffwechsel mit moderaten sportlichen Aktivitäten anregen. Der Blutkreislauf wird aktiviert, bringt den wichtigen Sauerstoff auch in die entferntesten Zellen unseres Organismus und stimuliert dort den Stoffwechsel. Die Adrenalin- und Noradrenalinproduktion wird gesenkt, die Verfügbarkeit von Fetten zur Energiebereitstellung verbessert und auch die Insulinsensibilität dadurch erhöht.

Welche Bewegungsformen sind besonders gut geeignet, den Stoffwechsel anzuregen?
Die beste Bewegungsform ist eine ausgewogene Bewegung. Dazu zählen beispielsweise forsches Gehen, Joggen, Schwimmen, Fahrradfahren oder Nordic Walking. Egal, für welche Bewegungsart wir uns entscheiden, regelmäßige moderate Bewegung – wenn möglich täglich – ist die beste Strategie, unsere Zellen mit dem notwendigen Sauerstoff zu versorgen und dadurch unseren Stoffwechsel effizient zu aktivieren. Sehr viele Krankheiten haben mit einem gestörten Stoffwechsel zu tun. Der Mangel an genügend Bewegung ist neben Schlafmangel und Stress die wohl häufigste Ursache.

Welche Methoden/praktischen Tipps gibt es, um sich bezüglich der optimalen Bewegungsform zu orientieren?

Keine Zeit für regelmäßige Bewegung? Gehen wir den Chinesischen Weg: Jedermann hat zwei Doktoren, das rechte und das linke Bein! Meiden wir den Aufzug – nehmen wir die Treppe! Motivation ist, wie oft im Leben, der Schlüssel zum Erfolg. Besonders motivierend kann eine regelmäßige moderate sportliche Tätigkeit (Puls je nach Alter zwischen 110 und 130 pro Minute, zum Beispiel Laufen ohne Schnaufen) zusammen mit dem Ehepartner oder Freunden sein.

Die zweite Säule – Good Lifestyle

»Good Lifestyle« – das klingt nach der neuesten Mode und den angesagtesten In-Lokalen. Gemeint ist all das nicht. Vielmehr liegt die Bedeutung des Begriffes vom »guten Leben«, sieht man es im Zusammenhang mit der Gesundheitsvorsorge, im Gleichgewicht von Anspannung und Entspannung. So wie die Natur den Tag-Nacht-Rhythmus oder den Rhythmus von Ebbe und Flut oder den der Jahreszeiten kennt, so beruhen auch unsere Körperfunktionen auf dem Rhythmusprinzip von Ruhe- und Wachphasen. Das heißt, nach einer Phase der Anspannung und Konzentration muss eine Phase der Ruhe und Entspannung eintreten. Das Wechselspiel zwischen den beiden Phasen übt direkten Einfluss auf den Hormonhaushalt aus. Nicht nur deshalb ist der Gleichgewichtserhalt zwischen Ruhe- und Wachphase so wichtig.

Leider lässt unsere moderne Lebensführung kaum wirkliche Ruhephasen zu, und wir werden ständig neuen Reizüberflutungen ausgesetzt. Folglich fehlt vielen Menschen die Fähigkeit abzuschalten, was zu ernsten gesundheitlichen Problemen und Schlafstörungen führen kann.

Schlafen Sie gut – warum guter Schlaf so wichtig ist

Im Schlaf regenerieren sich Körper und Geist. Nach neuesten Forschungsergebnissen entstehen im Schlaf neue Nervenverbindungen in unserem Gehirn. Wer genügend schläft, stärkt sein Immunsystem und hält den Stoffwechsel intakt.

Warum sind Schlafstörungen so häufig?

Stress, Sorgen, Medikamente, aber auch schweres, unverdauliches Essen und Alkohol können dem Schlafverhalten zusetzen. Aktivitäten wie Fernsehen und aufregende Computerspiele besitzen ebenfalls nicht gerade schlaffördernde Eigenschaften, und Lichtquellen im Schlafzimmer sorgen häufig dafür, dass das Schlafhormon nicht in ausreichendem Maße gebildet werden kann. Im Alter entsteht zudem weniger Melatonin, jenes Hormon, das den Tag-Nacht-Rhythmus des Körpers steuert.
Viele ältere Menschen leiden deshalb an Schlaflosigkeit und haben weniger Tiefschlafphasen. Zwar ist der Zusammenhang zwischen Schlaf und Gedächtnisleistung noch nicht vollständig geklärt. Als gesichert gilt jedoch die Erkenntnis, dass mit abnehmender Schlafdauer auch die Leistung des Gehirns abnimmt.

Bestimmte Hormone, die nur im Schlaf ausgeschüttet werden, sorgen für die Zellerneuerung. Sogar Muskeln und Gewebe wachsen im Schlaf, da der Körper neue Eiweiße produziert und sich im Knochenmark frisches Blut bildet. Zudem bewirkt Schlafmangel die Abgabe von Entzündungsbotenstoffen.

Diese chronischen Entzündungsabläufe im Körper können schlimmstenfalls Herz-Kreislauf-Probleme oder Gelenkerkrankungen begünstigen. Auch Botenstoffe, die Hunger- und Sättigungsgefühle regeln, kommen bei ungenügender nächtlicher Regeneration aus dem Takt. Es wird zu wenig Leptin gebildet, ein Botenstoff, der für das Sättigungsgefühl verantwortlich ist, und zu viel Ghrelin, der Botenstoff, der uns hungrig macht. Laut neuesten Studien neigen Menschen mit dauerhaften Schlafstörungen in der Regel mehr zu Übergewicht als Menschen mit normalem Schlafverhalten.

All das zeigt, wie wichtig Regeneration und guter Schlaf für Gesundheit und Wohlbefinden sind. Leider ist das für viele Menschen nicht so einfach. Einschlaf- und Durchschlafstörungen sind in den modernen Industriegesellschaften eher die Regel als die Ausnahme: Jeder Vierte ist betroffen – Tendenz steigend.

Der Nachtarbeiter – Melatonin

Das für den Schlaf so wichtige Hormon wird nachts in der Zirbeldrüse des Gehirns gebildet und reagiert selbst auf sehr geringe Lichteinwirkungen empfindlich.

Melatonin ist aber nicht nur für gesunden Schlaf verantwortlich, es erfüllt zugleich wesentliche Schutzfunktionen im Organismus. Als stärkstes Antioxidans des menschlichen Körpers schützt es unser Gehirn vor schädlichen Einflüssen, wie beispielsweise elektromagnetischen Strahlen und anderen Schadstoffen.

Auch junge Menschen können unter Schlafmangel leiden. Als Ursache können unter anderem sportliche Betätigungen am späten Abend gelten, denn unser Körper benötigt für seine Leistungen Cortisol aus der Nebenniere. Am Morgen ist die Cortisolausschüttung am höchsten, gegen Mittag flacht sie ab und ist gegen Abend auf ihrem niedrigsten Stand angekommen. Bei zu späten Work-outs verfügt der Körper nicht mehr über genug Cortisol, um den physikalischen Stress abzubauen, der beim Sport entsteht. Ersatzweise wird nun ein anderes Hormon zum Stressabbau ausgeschüttet – das Adrenalin. Dies kann zwar ein kurzfristiges Glücksgefühl auslösen, geht aber zulasten jenes Teils des vegetativen Nervensystems, der für das Ruhesystem unseres Körpers zuständig ist – des Parasympathikus. Das ausgeschüttete Adrenalin blockt den Parasympathikus und regt die Arbeit des Sympathikus an, der für die Leistungssteigerung verantwortlich ist.

Der Körper ist nun statt auf Ruhe auf Leistung programmiert. Wer also schon in jungen Jahren an Schlafmangel leidet, sollte in jedem Fall die Zeiten überprüfen, in denen er seine sportlichen Aktivitäten ausübt, und diese, wenn erforderlich, lieber auf eine frühere Tageszeit verlegen.

Was können Sie für einen gesunden Schlaf tun?

Wer sein Schlafverhalten ändern und zu einem guten Schlaf kommen möchte, für den halten wir hier einige Tipps und Regeln für einen gesunden und erholsamen Schlaf bereit:

- Essen Sie nicht zu spät und nicht zu schwer zu Abend.
- Mindestens eine Stunde vor dem Schlafengehen sollten Körper und Geist »herunterfahren«, das heißt, ab jetzt sollte nichts Aufregendes mehr geschehen. Lesen Sie stattdessen ein Buch, trinken Sie Tee oder machen Sie einige Yoga- oder Atemübungen. Auch ein Bad versetzt den Körper in den Entspannungsmodus.
- Schalten Sie im Schlafzimmer alle elektronischen Geräte aus. Auch das Handy sollte aus dem Schlafzimmer verbannt werden.
- Lüften Sie das Zimmer vor dem Schlafengehen gut durch. Wenn es nicht zu kalt ist, bei geöffnetem Fenster schlafen. Die Schlafzimmertemperatur sollte etwa 17 bis 18 Grad betragen.
- Beruhigende ätherische Öle in Form von Duftlampen oder -kissen fördern ebenfalls den Schlaf.
- Schalten Sie jegliche Lichtquelle aus. Bereits schwächste Lämpchen können den Aufbau des Schlafhormons Melatonin stören.

Entspannung – mehr als eine passive Pause

Neben dem nächtlichen Schlaf sind auch Ruhephasen am Tag wichtig, um Körper und Geist im Gleichgewicht zu halten. Wer ständig »unter Strom« steht und sich nicht mehr entspannen kann, wird über kurz oder lang mentale und/oder körperliche Probleme bekommen.

Ganz entspannt im Hier und Jetzt – was bedeutet Entspannung für den Körper?

Spitzensportler machen es vor: Konzentrationsübungen und Lockerung der Muskulatur durch Massagen sind Techniken, die dazu dienen, Körper und Geist möglichst frei von jeder (Ver-)Spannung zu halten. Sie entspannen sozusagen. Entspannung ist daher kein passiver Zustand. Vielmehr ist Entspannung ein aktiver Zustand, der die Leistung fördert. Sich zu entspannen bedeutet daher in erster Linie nicht, müde zu werden oder sich der Trägheit hinzugeben, sondern Stress, Ängste und innere Unruhe loszulassen, um Energie aufzutanken und sich, so befreit, wieder konzentriert einer Aufgabe zuzuwenden. Dabei muss man sich sowohl auf der physischen als auch auf der mentalen Ebene entspannen – physisch durch das Lösen der Muskelanspannung und Verkrampfung, psychisch durch mentale Entspannungstechniken, die helfen, das »Mühlrad im Kopf« zum Stehen zu bringen und den Gedankenfluss für eine Weile zu unterbrechen.

Beide, die physische und die mentale Entspannung, bedingen einander. Die Anspannung der Muskulatur nimmt auch auf Seele und Geist Einfluss, während ohne die gedankliche Regeneration eine muskuläre, also körperliche Entspannung nicht möglich ist.

Was können Sie tun, um sich zu entspannen?

Wer sich auch im Alltag immer mal wieder eine Erholungspause gönnen will, dem stehen eine Vielzahl von Entspannungstechniken zur Verfügung. Generell wird hier zwischen Mentaltechniken und Techniken, die die Körperebene berühren, unterschieden. Mentaltechniken, wie Autosuggestion oder Meditation, sind in erster Linie Geistesübungen, mit denen sich die Belastungen im Alltag besser bewältigen lassen. Entspannungsübungen, die gezielt auf den Organismus wirken, sind zum Beispiel Yoga, Thai-Chi, Qigong, progressive Muskelentspannung oder Autogenes Training.

Auch ganz kurze Entspannungsübungen können im stressigen Alltag für eine kurze Verschnaufpause zwischendurch genutzt werden – zum Runterkommen und Innehalten.

»Blitzentspannung« für den Alltag

- Hände vor das Gesicht halten und Augen schließen. Tief in den Bauch atmen. Langsam wieder ausatmen. Das Ganze fünfmal wiederholen. Versuchen Sie dabei, sich schöne Erinnerungen oder Glücksmomente ins Gedächtnis zu rufen.
- Bedecken Sie Ihr Gesicht wieder mit den Händen und verziehen Sie das Gesicht in alle Richtungen. Schneiden Sie also sozusagen Grimassen. Dadurch werden die Gesichtsmuskeln entspannt, was sich positiv auf den Rest des Körpers auswirkt.

- Nachdem Sie die Grimassen geschnitten haben, fassen Sie sich an den Nacken und kneten die Nackenmuskulatur durch. Dann lassen Sie entspannt die Arme sinken und spüren noch einmal kurz nach.

Wenn Sie an weiteren Entspannungsübungen sowie an Übungen für die Öffnung des Geistes und für eine Entschleunigung im Alltag interessiert sind, finden Sie in Kapitel 9 (ab Seite 160) Anleitungen zu Yoga-, Qigong- und zahlreichen anderen Übungen.

i Interview

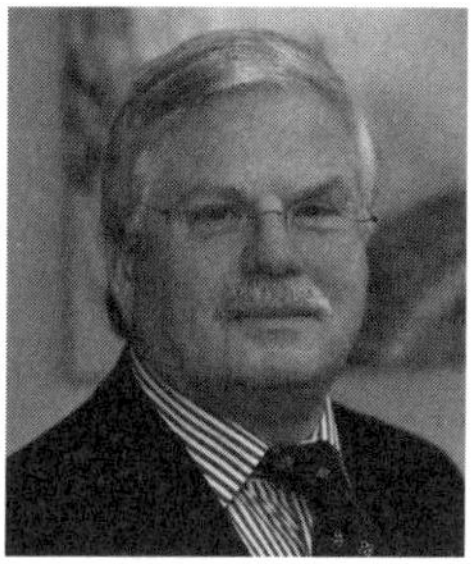

Prof. Dr. Ulrich Josef Winter, Arzt für Innere Medizin, Kardiologie, Angiologie und Sportmedizin

Wie hängen Stress und Ernährung zusammen?

Der Begriff Stress wird heute vielfach – teilweise regelrecht inflationär – benutzt, wenngleich vielen Menschen die genaue Bedeutung gar nicht bewusst ist. Unter Stress versteht man zunächst einmal besondere Belastungen. Man unterscheidet akuten und chronischen Stress sowie physischen, also körperlichen, und psychischen, also seelischen Stress. Der Stress fordert sinnvolle Anpassungen im Körper. Die angemessene Stress-Antwort des Organismus war und ist ein wichtiges Überlebensprinzip mit Kämpfen, Fliehen oder Sich-tot-Stellen. In der heutigen Zeit tritt der Stress jedoch meist so häufig auf, dass dem Organismus kaum Zeit für eine angemessene Erholung bleibt. So sind die Stressfolgestörungen und Folgeerkrankungen die Volksleiden der heutigen Zeit geworden, denen wir mit unserer soziokulturellen Prägung zunächst einmal weitgehend schutzlos ausgesetzt sind.

Ernährung meint die regelmäßige Zufuhr von fester und flüssiger Nahrung. Besonders in Stresssituationen kann die Ernährung einen sehr wichtigen Beitrag leisten, um den alltäglichen Stress besser kompensieren zu können. In diesem Beitrag ist vor allem von gesunder Ernährung die Rede. Sie ist heutzutage sehr individuell zu betrachten, da nicht alle als gesund geltenden Nahrungsmittel bei allen Menschen im gleichen Maß auch die Gesundheit fördern. Im (Zell-)Stoffwechsel werden die im Darm aufgenommenen Nahrungsmittelbestandteile für den Körper verwertbar gemacht. Stress fordert dem Körper Energie ab, die nur über eine ausgewählte und besonders qualitative Ernährungsweise dem Organismus zur Verfügung gestellt werden kann.

Stress hat also auf jeden Fall körperliche Auswirkungen. Wie aber verändert Stress unser Essverhalten und die Psyche?
Im Stress kommt es zu einem Serotoninmangel. Der Serotoninmangel führt zum Beispiel zu einer eingeschränkten Handlungsimpulskontrolle und zu Heißhungerattacken. Der Organismus funktioniert unter anderem nach dem Prinzip, dass von ihm erkannte Mangelzustände über die Ernährung ausgeglichen werden (sogenannte somatische Intelligenz). Das bedingt bei Serotoninmangel zum Beispiel einen vermehrten Konsum von Schokolade, Nudeln und Pizza, mittelfristig gesehen mit fatalen Folgen. Serotoninmangel bewirkt zudem, dass die Betroffenen weniger als früher durch Vernunftargumente/-appelle zu erreichen sind und sich letztlich immer mehr aus dem sozialen Netz zurückziehen (sozialer Rückzug bei Depression). Der durch die Stresshormone der Katecholamine und durch Cortisol (bei chronischem oder nicht beherrschbarem Stress) verursachte vermehrte Energieverbrauch steigert den Hunger. Chronischer Stress führt häufig zur Veränderung des Verhaltens und der Persönlichkeit. Wenn man in der Erziehung gelernt hat, dass Aufgaben- und Pflichterfüllung eine große Bedeutung haben und Ambitioniert-

heit/Ehrgeiz eine Rolle spielt, dann wird versucht, durch Kohlenhydratzufuhr oder Medikamente die Leistungsfähigkeit zu steigern beziehungsweise den erhöhten Spannungszustand durch Genussmittel/-gifte zu reduzieren. Die unangenehmen emotionalen Dysbalancen (zum Beispiel Depression, Angst) werden zum Teil durch gesteigerten Alkoholkonsum (dosisabhängig euphorisierende oder betäubende Wirkung) auszugleichen versucht. Bier steigert häufig den Appetit. Alkoholika haben ja generell eine höhere Energiedichte. Das Herz-Kreislauf-System ist eines der vielen Stress-Ziel-Organe. Ernährungsabhängige Risikofaktoren sind schon länger bekannt. Der chronische Stress als Arteriosklerose-Risikofaktor wurde jedoch leider jahrelang unterschätzt. Die bei chronischem Stress auftretenden Veränderungen (Freisetzung von Stresshormonen, erhöhter Blutdruck, erhöhtes Cholesterin, erhöhter Blutzucker, Zusammenballen der Blutplättchen, erhöhtes Insulin) fördern die Entstehung von Gefäßverkalkungen.

Die dritte Säule – gesunde Ernährung

Kommen wir zur dritten und wichtigsten Säule und somit zum Hauptthema dieses Buches – die gesunde Ernährung. Darüber existieren mittlerweile so viele Meinungen und Ansichten wie Experten. Nie zuvor gab es so viele unterschiedliche Trends und Tipps zu einer gesunden Ernährung, und manchem Ernährungstrend haftet schon fast etwas Sektiererisches an, oder er muss ins Reich der Legenden verwiesen werden.

Leider existiert im Bereich der gesunden Ernährung kein Einheitskonzept, mit dem alle ernährungsbedingten gesundheitlichen Probleme auf einen Schlag – wie beim tapferen Schneiderlein: sieben auf einen Streich – zu lösen wären. Das Gleiche gilt für eine vernünftige Prävention. Ernährung ist immer eine individuelle Angelegenheit, bei der das soziale Umfeld, die Gewohnheiten oder gar der kulturelle Hintergrund eine Rolle spielen können. Den einen Weg zum Heil gibt es auch in der Ernährung nicht!

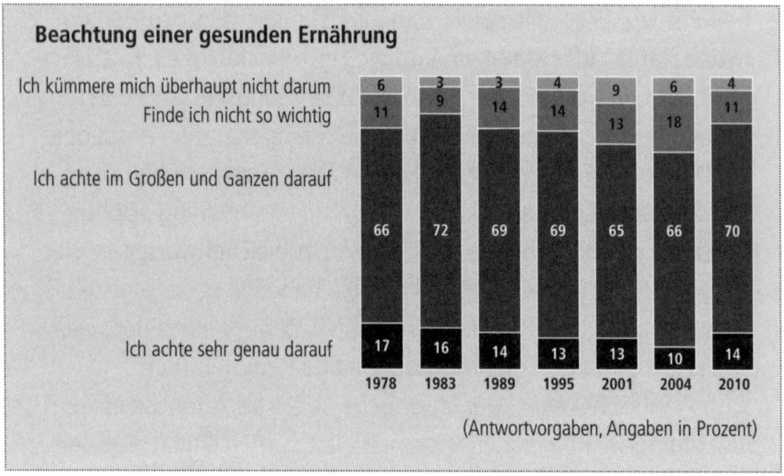

Die vielen Trends zeigen aber auch, wie sehr das Interesse an gesunder Ernährung in der Bevölkerung gestiegen ist. Eine deutschlandweite Umfrage in den Jahren 2012 bis 2014 kam zu dem Ergebnis, dass im Jahr 2013 rund 25 Millionen Menschen ab 14 Jahren ein besonderes Interesse an gesunder Ernährung und an einer gesunden Lebensweise hatten (siehe unter: *https://www.statista.com/study/32931/food-trade-in-germany-statista-dossier/*).

Nun ist Interesse nicht gleichbedeutend mit Wissen und Tun. Erst wenn wir wissen, welches Ernährungsprogramm das individuell richtige für uns ist, und wenn wir dieses dann auch in die Tat umsetzen, können wir unsere Ernährung gezielt für eine gesundheitliche Prävention nutzen.

Ein gesundes Ernährungsprogramm zusammenzustellen, das auch den individuellen Anforderungen des Alltags genügt, scheint für viele so schwierig zu sein, wie den Himalaya zu erklimmen. Welche der verwirrend vielen Tipps und Trends sind die richtigen, und welche sind für mich persönlich auch anwendbar? Das sind Fragen, mit denen wir uns mehr oder minder alle schon einmal beschäftigt haben.

Essen im richtigen Rhythmus

Während einige auf Bio-Kost, Clean Eating oder veganes Essen schwören, ernähren sich andere wie unsere Vorfahren in der Steinzeit – oder zumindest so, wie wir uns das aus heutiger Sicht vorstellen. Wieder andere glauben an die Effekte der sogenannten Superfoods. Die Liste ließe sich endlos weiterführen. Doch wie eingangs bereits erwähnt: Über Erfolg und Misserfolg einer gesunden Ernährung entscheidet nicht nur, WAS wir essen, sondern auch WIE und WANN wir es tun.

Fest steht: Alle angebotenen Ernährungsformen können kurzfristige Effekte wie zum Beispiel Gewichtsreduzierung erzielen. Langfristig sind aber viele der empfohlenen Trends schwer umzusetzen oder aufgrund der Einseitigkeit kaum einzuhalten. Außerdem sind einige nicht wirklich ausgewogen und entziehen dem Körper damit wichtige Nährstoffe, was im Gegensatz zu einer vernünftigen Gesundheitsprävention steht. Dazu kommt, dass es bei dem herrschenden Überangebot an Lebensmitteln vielen Menschen zunehmend schwerfällt, ihre Nahrungsaufnahme zu kontrollieren, geschweige denn zu reduzieren.

Nahrungspausen oder sogenanntes Intervallfasten kann hier helfen, das Gleichgewicht zwischen Hungerzeiten und Nahrungsaufnahme wiederherzustellen.

In den folgenden Kapiteln wollen wir uns damit beschäftigen, warum gesunde Ernährung allein nicht ausreicht, was mit dem Körper geschieht, wenn Nahrung nur in bestimmten Zeitfenstern aufgenommen wird, und wie Intervallfasten überhaupt funktioniert.

Interview

Dr. Karin Mante, Ernährungswissenschaftlerin, Dozentin am Zentralklinikum Augsburg

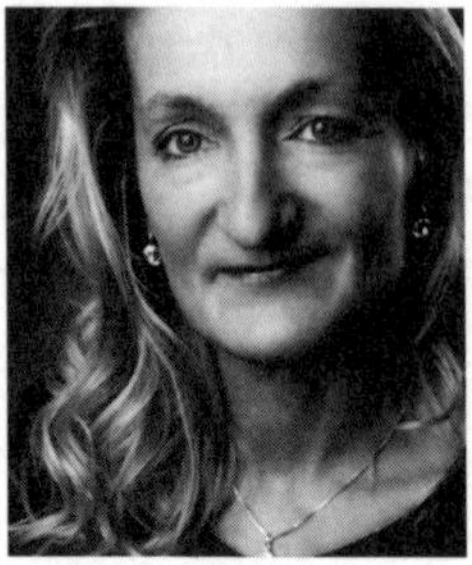

Frau Dr. Mante, kommen wir gleich zum Punkt: Bringen Nahrungsmittelpausen etwas zur Gewichtsreduktion?
Ganz klar: ja! Es ist heute hinlänglich bekannt, dass zwischen den Mahlzeiten Pausen von mindestens 4 bis 5 Stunden eingehalten werden sollten. Bei Zufuhr von Kohlenhydraten (Nudeln, Kartoffeln, Brot, Weißmehlprodukte und Süßigkeiten) wandelt der Körper diese in Zucker um. Dieser gelangt ins Blut, und der Blutzuckerspiegel steigt. Als Reaktion auf den steigenden Blutzuckerspiegel schüttet der Körper Insulin aus. Dies kann wiederum bei vielen Menschen zu einer leichten Unterzuckerung und somit zu Heißhungerattacken führen.
Der Körper hat nur in Esspausen Gelegenheit, Fett abzubauen, da der Abbau während der Insulinausschüttung nicht funktioniert. Heute wird häufig auf sogenanntes Intervallfasten hingewiesen, das nicht nur eine Gewichtsreduktion bedingen, sondern sich vor allem positiv auf den Stoffwechsel auswirken kann. Der Stoffwechsel wird dabei nicht gedrosselt, die Muskelmasse nicht abgebaut. Neueste Labortests zeigen, dass nicht nur der Energieanteil, insbesondere der Fettanteil der Nahrung, ausschlaggebend für Übergewicht ist, sondern vor allem der Zeitraum der Nahrungsaufnahme. Konkret sprechen Forschungsergebnisse dafür, dass regelmäßige Nahrungspausen- und Essenszeiten eingehalten werden sollten, um sein Gewicht zu halten oder zu reduzieren. Eine relativ junge Form des Fastens stellt das Intervall- oder intermittierende Fasten dar. Es bezieht sich auf Fastenperioden von einem

oder mehreren Tagen pro Woche, kann aber auch täglich durchgeführt werden, indem man jeden Tag 16, 18 oder auch 20 Stunden auf Nahrung verzichtet. Zur Deckung des Flüssigkeitsbedarfs dienen Wasser und ungesüßter Tee.

Und welche Effekte werden den Nahrungspausen durch intermittierendes Fasten aus wissenschaftlicher Sicht zugeschrieben?
Intermittierendes Fasten soll den Blutzuckerspiegel regulieren, den Blutdruck senken, den Cholesterinspiegel normalisieren. Außerdem soll es die Ausschüttung sogenannter neurotropher Faktoren fördern. Das sind Faktoren, die das Wachstum, die Differenzierung und die Gesundheit von neu entstehenden Nervenzellen kontrollieren und so zum Schutz aller Zellmembranen und der DNA führen sowie den natürlichen Alterungsprozess verlangsamen. Unkontrolliertes Essen über den Tag hinweg kann dagegen aufgrund eines permanent erhöhten Blutzuckerspiegels zum sogenannten metabolischen Syndrom und zu Diabetes führen.
Fazit: Eine regelmäßige Nahrungsaufnahme zu festgelegten Zeiten sowie eine verlängerte Fastenphase über die Nacht hinaus könnte die Wahrscheinlichkeit für eine Gewichtszunahme möglicherweise um 10 bis 20 Prozent senken. Daher werden Empfehlungen laut, die Nahrungsaufnahme täglich auf eine Dauer von circa 8 Stunden zu beschränken.

Haben Sie noch einen besonderen Tipp zum Abnehmen? Soll man auf bestimmte Lebensmittelgruppen verzichten?
Es gibt viele Wege zum Wunschgewicht: Am besten realisiert man den Wunsch dauerhaft, wenn man auf Menge und Qualität des Essens achtet und Sport treibt.
Folgende Tipps können helfen, Gewicht nachhaltig zu reduzieren:
- Beim Abnehmen spielen viele Faktoren eine Rolle. Wer viel Muskelmasse hat, der nimmt schneller ab. Muskeln verbrauchen auch im Ruhezustand Energie. Achten Sie darauf, dass die Muskulatur

während des Abnehmens nicht schwindet. Dabei helfen proteinreiche Lebensmittel und regelmäßiges Training. Zum Erreichen und Halten eines gesunden Körpergewichts sind körperliche Betätigung (mindestens 3,5 Stunden pro Woche) sowie jede Form von Alltagsbewegungen (zum Beispiel Treppensteigen) bedeutsam.

- Überdenken Sie lieb gewordene Ernährungsrituale: Essen Sie bei Alltagsstress, im Vorübergehen oder vor dem Fernseher? Stellen Sie diese Rituale weitgehend ab.
- Gehen Sie nie hungrig einkaufen, und kaufen Sie nur das ein, was auf Ihrer Einkaufsliste steht. Legen Sie keine Vorräte an Süßigkeiten und Knabbereien an.
- Starten Sie morgens mit einem eiweißreichen Frühstück.
- Trinken Sie eine halbe Stunde vor dem Essen ein bis zwei Gläser Wasser (circa 500 Milliliter).
- Essen Sie langsam und bewusst, kauen Sie gut und legen Sie während des Essens öfter das Besteck zur Seite. Das Sättigungsgefühl setzt erst nach etwa 20 Minuten ein.
- Essen Sie von kleinen Tellern und richten Sie Ihr Essen schön an.
- Essen Sie viel Gemüse, Hülsenfrüchte und Obst sowie ausreichend Vollkornprodukte.
- Meiden Sie Alkohol, greifen Sie dagegen reichlich zu Wasser und ungesüßtem Kräuter- oder Früchtetee. Auch Limonaden und süße Getränke (zum Beispiel Fruchtsaftgetränke, Eistee) enthalten oft viel Zucker; Milch ist kein Getränk, sondern ein Grundnahrungsmittel.
- Meiden Sie Kalorienbomben und fette Speisen (wie Mehlspeisen und Fast Food); versteckte Fette verbergen sich beispielsweise in Knabbereien, bestimmten Käse- und Wurstsorten.
- Kochen Sie fettarm, indem Sie zum Beispiel dünsten oder dämpfen, und schneiden Sie sichtbares Fett großzügig weg.
- Suchen Sie eine Ernährungsberatung auf, um im Dialog Rückschlüsse auf eine nicht optimale Ernährungsweise zu erhalten.

Kapitel 2

Nahrungspausen statt Fasten – der sanfte Weg

Fasten reinigt Körper und Geist, hält jung und gesund und entgiftet den Organismus. So beschreiben es die Verfechter des Fastens, unter denen auch viele Ärzte und vor allem Therapeuten zu finden sind. Doch klassisches Fasten über einen Zeitraum von 2 oder 3 Wochen bedeutet einen tiefen Eingriff in das körpereigene System und sollte daher nicht ohne ärztliche Überwachung durchgeführt werden. Zudem ist Fasten nicht für alle Menschen gleich gut geeignet und lässt sich für die wenigsten mal so eben durchführen, da zum ernsthaften Fasten auch Ruhe und Entspannung wichtig sind. So sollte der Fastende einen Aufenthalt in einer Kurklinik oder zumindest einen kurzen Urlaub während des Fastens einplanen. Fasten bleibt daher immer eine Ausnahmesituation in der Ernährung und ist nicht alltagstauglich. Eine gute Alternative zum Fasten sind Nahrungspausen. Anders als beim echten Fasten wird dabei sehr wohl Nahrung aufgenommen, aber eben nur zu bestimmten Zeiten und in bestimmten Zeitabständen.

Gesund essen ist gut – Nahrungspausen sind noch besser!

Zugegeben, solche Worte klingen für uns, die wir in einer Art Dauerüberfluss leben, reichlich drastisch; aber keine Angst – das bedeutet nicht, ab sofort allem zu entsagen und zum Hungerkünstler zu werden. Dennoch gilt: Pausen in der Nahrungsaufnahme entlasten den Organismus und machen ihn widerstandsfähiger gegen Krankheiten. Warum das so ist, lässt sich anhand der menschlichen Evolution erklären. Im überwiegenden Teil der Evolutionsgeschichte des Menschen herrschte Nahrungsmittelknappheit. Für uns heute kaum mehr vorstellbar: Lange Hungerzeiten wurden in früheren Zeiten nur unregelmäßig von Phasen der Nahrungsaufnahme durchbrochen. Dies änderte sich im Verlauf der Geschichte zwar, doch erst seit wenigen Jahrzehnten stehen dem Menschen tatsächlich zu jeder Jahreszeit Nahrungsmittel im Überfluss zur Verfügung. Diese Selbstverständlichkeit der Dauerverfügbarkeit von Nahrungsmitteln tut uns nicht gut, denn der menschliche Körper ist nicht auf dauernde Nahrungsaufnahme programmiert. Er braucht Nahrungspausen, um sich der Regeneration der Organe und der Ausscheidung von Giften zu widmen.

Gesunde und schonend verarbeitete Nahrungsmittel spielen dabei natürlich weiterhin eine große Rolle, wenn sie im richtigen Zeitrhythmus eingenommen werden. Aber auch gesunde Nahrung, zur falschen Zeit eingenommen, kann für den Organismus belastend sein, denn selbst hochwertige Nahrungsbausteine können einen Entzündungsreiz im Körper auslösen. Wissenschaftliche Veröffentlichungen und das weltweit bekannte Linus Pauling Institute in Amerika verweisen auf den entzündungsauslösenden Charakter bestimmter Speisen. Wie aber können ansonsten gute und gesunde Nahrungsmittel das Immunsystem provozieren und sich womöglich als Entzündungsauslöser bei der Verdauung erweisen?

Bekannt ist uns dieser Vorgang, wenn mit der Nahrung krank machende Bakterien oder Viren aufgenommen werden. Dann merken wir unter Umständen sehr schnell, dass uns Nahrung nicht immer ausschließlich freundlich gesonnen ist, denn Bauchschmerzen bis hin zum Brechdurchfall sind die Folgen. Etwas länger dauert es, wenn wir versteckte Belastungsfaktoren mit unserer Nahrung aufnehmen. Hier schlägt das darmeigene Immunsystem nicht sofort Alarm. Es kann eine ganze Zeit vergehen, bis wir Unbehagen verspüren.

Alarm im Darm – wenn Eiweiß und Fette den Darm attackieren

Zusammen mit den Kohlenhydraten bilden Proteine und Nahrungsfette die Grundlagen unserer Ernährung. Sie liefern dem Körper Energie, die er zur Aufrechterhaltung der Körperfunktionen benötigt. So sind Nahrungseiweiße – auch Proteine genannt – die Bausteine unserer Zellen, und viele Körperfunktionen werden über eiweißhaltige Enzyme gesteuert. Nahrungsfette wiederum sind Bestandteil der Zellmembranen und verantwortlich für die Produktion von Hormonen und anderen wichtigen körpereigenen Stoffen, während Kohlenhydrate neben den Fetten als wichtigste Energiequelle des Körpers gelten. Unter bestimmten Umständen können Fette und Proteine trotz ihrer lebenswichtigen Funktionen zu Belastungsfaktoren werden und Unverträglichkeitsreaktionen im Darm hervorrufen, die viralen Infektionen gleichen. Selbst nach einer länger zurückliegenden Einnahme reagiert der Darm auf ihre Aufnahme. Betroffene leiden sehr unter derartigen Unverträglichkeitsreaktionen, die sich gegenüber echten Nahrungsmittelallergien dadurch unterscheiden, dass sie wesentlich häufiger auftreten und sich der oder die Auslöser kaum bestimmen lassen.

Freund und manchmal auch Feind – Proteine

Bauchdrücken, Schmerzen, Blähungen, Verstopfung und Durchfall im Wechsel – Patienten mit Reizdarmsyndrom können ein Lied davon singen. Grund dafür können Immunreaktionen der Darmschleimhaut auf Nahrungseiweiße sein. Viele Infektionserreger sind auf Proteinen aufgebaut, und so kann dem Immunsystem des Darms nicht übel genommen werden, wenn es besonders auf Eiweiße reagiert. Auch dann nicht, wenn diese eben nicht von einem Erreger stammen, sondern von der Nahrung. Bemerkenswert daran ist aber, dass die Immunreaktion besonders oft bei der Nahrungsaufnahme von industriell veränderten Eiweißen vorkommt. Getreide und Milchprodukte besitzen ebenfalls Proteine, und in letzter Zeit scheint es immer mehr Reaktionen auf Eiweißquellen zu geben. Wissenschaftlich wird die Immunreaktion auf diese Art Proteine als glutenassoziierte Enteropathie oder silente, also stille, Glutenintoleranz, bezeichnet. Zusammen mit der Glutenintoleranz tritt häufig auch eine Kaseinintoleranz auf, eine Reaktion auf das Milcheiweiß. Letztere scheint besonders häufig mit der Glutenintoleranz zusammen aufzutreten. Auch eine Reaktion auf den Milchzucker – eine Laktoseunverträglichkeit – ist möglich. In Asien ist sogar der überwiegende Teil der Bevölkerung hiervon betroffen. All dies lässt die Frage offen, ob Kuhmilch wirklich das ideale Lebensmittel für uns Menschen ist. Kuhmilch lässt sich zwar industriell gut verarbeiten und damit auch vermarkten, aber bedienen wir mit dem übermäßigen Konsum die Bedürfnisse der Bevölkerung oder jene der mächtigen Milchindustrie?

Unter Verdacht – Transfette

Neben den Proteinen können auch Nahrungsfette im menschlichen Körper entzündlich wirken. Besonders künstlich hergestellte Transfette, also industriell gehärtete Fette, stehen unter Verdacht, Entzündungsprozesse im Körper auszulösen sowie die Risiken von Schlaganfall, Herzinfarkten

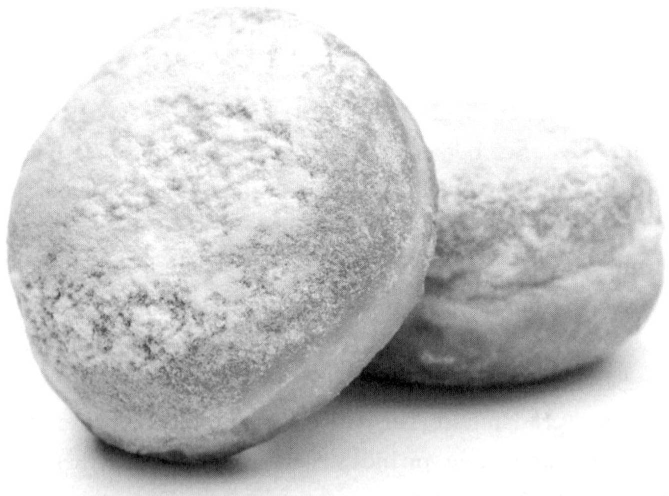

Krapfen mit Tücken? Die in vielen Backwaren enthaltenen Transfettsäuren können krank machen.

und Zuckererkrankungen zu erhöhen. Die seit Kurzem in den USA verbotenen künstlichen Transfette sind bei uns hauptsächlich in Süßigkeiten, Backwaren, Tiefkühlpizzas und Fertigsuppen zu finden.

Was sind Transfette überhaupt?

Transfette sind flüssige Pflanzenöle, die durch industrielle Verarbeitung chemisch verändert und gehärtet werden, damit sie zur Stabilisierung von Lebensmitteln eingesetzt werden können. Das feste Fett dient als Konservierungsstoff, da es die Haltbarkeit der Lebensmittel verlängert und auch ohne Kühlung nicht ranzig wird. Außerdem wirken mit Transfett verarbeitete Lebensmittel geschmacklich weniger fettig. Transfette gelten schon lange als gefährlich. Seit 2015 sind sie daher in vielen Ländern wie etwa in den USA verboten. Vielfach wird auch schon vom Killerfett gesprochen. Das mag überzogen erscheinen. Es wurde jedoch zweifelsfrei festgestellt, dass beim Verzehr von mehr als 2 Prozent der täglich zugeführten Energie in Form von Transfetten Gefahr für die Gesundheit besteht. Seit April 2008 darf deshalb in Ländern wie Dänemark, Österreich, Ungarn, Norwegen und der Schweiz die Summe der Transfettsäuren 2 Gramm pro 100 Gramm pflanzliches Speiseöl nicht mehr überschreiten. Hierzulande ist man leider noch lange nicht so weit: Eine Ernährungsstudie besagt, dass 10 bis 20 Prozent der Frittierfette Transfettsäuren enthalten können. So bleiben die hohen Transfettwerte das Problem des Verbrauchers, der in einem offenen Markt jederzeit davon betroffen sein kann.

Transfettsäuren (TFA): Warum sie so gefährlich sind

- TFA blockieren ein wichtiges Enzym, die Delta-6-Desaturase, und damit die Umwandlung von lebenswichtigen Omega-6- und Omega-3-Fettsäuren in verlängerte Formen. Dies kann zu erheblichen Störungen im lebenswichtigen Fettstoffwechsel und damit zu Erkrankungen wie Entzündungen und Störungen der Blutzirkulation führen.
- Transfettsäuren richten an den Zellmembranen schwere Schäden an, da sie das Strukturgefüge der Zellwände zerstören. Dazu der Ernäh-

rungswissenschaftler Gerhard Jahreis von der Uni Jena: »Transfettsäuren setzen sich in der weichen Zellwand fest und machen sie hart wie Butterbrotpapier!«

- Transfette erhöhen den *schlechten* LDL-Cholesterinwert im Blut zum Nachteil des *guten* HDL-Cholesterins. Die Folgen: Verstopfte Arterien führen zu einem erhöhten Schlaganfall- beziehungsweise Herzinfarktrisiko. Eine tägliche Einnahme von Triglyceriden mit 5 Gramm der Transfettsäurenreste steigert das Risiko der koronaren Herzerkrankung um 25 Prozent.
- Laut einer in der Zeitschrift *American Journal of Clinical Nutrition* veröffentlichten Studie ergibt sich ein enger Zusammenhang zwischen dem Verzehr von Transfetten und Typ-2-Diabetes.

Fazit: Weltweit gelten Transfette inzwischen als stark gesundheitsschädigend. Da in Deutschland die Politik noch nicht reagiert hat, ist der Verbraucher auf sich gestellt und muss selbst darauf achten, wo sich Transfette in Nahrungsmitteln verborgen halten. Da aber keine entsprechenden Regelungen gelten, findet man den Transfettgehalt nicht einmal auf Verpackungen angegeben. Eine abwechslungsreiche Kost und möglichst wenig Fertignahrung sind der beste Schutz gegen die gefährlichen Transfette. Noch ein Tipp: Wenn sich fettreiche Lebensmittel wie etwa Kekse im

Lebensmittel, die große Mengen an Transfetten enthalten

	Transfettsäuren/100 g Lebensmittel
Back- und Bratfette	0–30 g
Margarinen	0–17 g
Butter	0–4,5 g
Pommes frites	1,6–3,1 g
Kartoffelchips	0,2–4,5 g
Blätterteig	ca. 3,3 g
Haselnusscremeschnitte	ca. 3,5 g
Kekse	0–1,6 g
Fertigmenüs	ca. 0,3 g

Kühlschrank lagern lassen, besteht der Verdacht, dass dem Lebensmittel gehärtete Fette zugesetzt worden sind.

Gute Fette – notwendige Energiequellen

Vergessen wir trotz der Horrormeldungen über die gefährlichen Transfette nicht, dass Fett in erster Linie einen überlebensnotwendigen Nährstoff für unseren Körper darstellt. Sogenannte ungesättigte Fette sind gute Fette, ohne die kein Zellstoffwechsel möglich wäre. Ungesättigte Fettsäuren werden in einfach und mehrfach ungesättigte Fette aufgeteilt. Neben der Energielieferung wurde tierexperimentell festgestellt, dass sie sogar eine entzündungshemmende Wirkung im Organismus und speziell im Gehirn entfalten.

Letztlich bestimmen aber nicht nur die Auswahl von Eiweißen und Fetten über den entzündungsfördernden Grad der Nahrung. Auch Schadstoffe in den Lebensmitteln können dazu beitragen.

Wenn Lebensmittel toxisch sind – Schadstoffe in der Nahrung

Schwermetalle, Nitrate oder Pestizide – unweigerlich nehmen wir sie täglich mit der Nahrung auf, ob wir wollen oder nicht. Selbst eine gesunde und ausgewogene Ernährung kann uns vor gewissen Belastungen und Umweltfaktoren nicht ausreichend schützen. Diesen Tribut zahlen wir für sichere Ernteerträge durch die moderne Agrarindustrie, und auch die Umweltverschmutzung sowie die lange Haltbarkeit und die ständige Verfügbarkeit aller Lebensmittel aus jeder Weltregion tragen zu dem Dilemma bei. So hat der weltweite Handel dazu geführt, dass wir mittlerweile Fleisch aus Südeuropa, Obst und Gemüse aus Südamerika sowie Gewürze und Nüsse aus Asien und Südostasien importieren. Auch manche Getränke haben einen langen Weg hinter sich, denn die Anbaugebiete von beispielsweise Tee oder Kaffee liegen in von uns weit entfernten Regionen. Dieser ökologische Unsinn trägt in hohem Maße zur Verschmutzung der Umwelt bei. Zudem müssen überregional erzeugte Lebensmittel chemisch behandelt werden, um sie für den langen Transport haltbarer zu machen. Auf dem Weg zu uns müssen sie vor dem Verderb durch Nahrungsmittelzusätze bewahrt werden, und diese sind nicht immer harmlos für die Gesundheit des Verbrauchers.

Aber auch die heimische Agrarindustrie scheut keineswegs den Einsatz von Pestiziden, um die Ernten vor Schädlingen und Krankheiten zu schützen. Und Bauern setzen gezielt Masthilfen für die schnelle Aufzucht von Schlachttieren ein. Pflanzen, die schneller wachsen sollen, werden dagegen mit Nitrat gedüngt. Diese Stickstoffverbindung ist eigentlich harmlos, kann jedoch durch Bakterien in giftiges Nitrit verwandelt werden, wenn das Gemüse lange warm gehalten oder wieder aufgewärmt wird.

Durch alle diese Umstände ist unsere Nahrung stark belastet, und wir laufen immer mehr Gefahr, unkontrolliert und ungewollt bestimmten Schadstoffen in der Nahrung ausgesetzt zu sein. Nun könnte die Frage entstehen, ob der Verbraucher nicht hinreichend durch behördliche Auflagen und Kontrollen vor schädlichen Erzeugnissen geschützt wäre.

Die Lebensmittelüberwachung – scharfe Kontrolle oder zahnloser Tiger?

Tatsächlich hat sich ein umfangreiches Schutzsystem in der europäischen Verbraucherzone etabliert, das die Einfuhr schädlicher Lebensmittelzusätze kritisch beobachtet. Auch die Durchführung und Verwaltung der Überwachung der Lebensmittel hierzulande ist scheinbar gut organisiert. Sie liegt in der Hand der Bundesländer und der dort zuständigen Ministerien, die die Aufsicht übernehmen und grundsätzliche Entscheidungen treffen. Dabei werden Untersuchungsprogramme entwickelt und die Aktivitäten der Lebensmittel- und Veterinärbehörden in den Städten und Landkreisen koordiniert. In Krisenfällen werden auch andere Bundesländer und die Öffentlichkeit informiert. Für den dazu notwendigen Datenaustausch sorgt das Bundesamt für Verbraucherschutz und Lebensmittelsicherheit, das auch beratende Funktionen übernimmt.

So weit die Verwaltung der Lebensmittelüberwachung, die auf den ersten Blick sehr engmaschig erscheint. Tatsächlich werden auch von Ämtern und Instituten regelmäßige Lebensmittelkontrollen angeordnet. Dazu werden Proben von Lebensmitteln genommen und im Labor auf ihren Schadstoffgehalt hin untersucht.

In der Realität können jedoch bei der Fülle von Einfuhren in den europäischen und nationalen Verbrauchermarkt Kontrollen nur stichprobenartig ausgeführt werden, und ein Schlüsselplan – der sogenannte Probenplan – entscheidet über die Häufigkeit der Proben. Nur bei Vorliegen eines Verdachts kann sich die Stichprobenanzahl erhöhen.

Konsequent zu Ende gedacht wiegen uns diese stichprobenartigen Kontrollen in einer reichlich trügerischen Sicherheit, und das trotz der Lebensmittelskandale, von denen nicht erst in neuerer Zeit einer den anderen jagt. Doch auch wenn die Presse sich auf diese Medienereignisse stürzt und der Verbraucher so auf die Idee kommen könnte, Lebensmittel unterlägen schärfsten Kontrollen, darf nicht vergessen werden, dass es sich bei diesen Skandalen fast ausschließlich um Zufallstreffer handelt, die nach langer Dauer irgendwann ans Tageslicht kommen, und dem Verbraucher darüber hinaus auch nicht immer das ganze Ausmaß bekannt gegeben wird. Die Informationen, die in die Öffentlichkeit getragen werden, sind häufig nur die Spitze eines Eisbergs, dessen eigentliche Dimensionen gut verborgen unter einer trüben Wasseroberfläche liegen. Die durch internationale Handelsabkommen eingeleitete Globalisierung der Lebensmärkte (zum Beispiel CETA) fördert sicherlich nicht die Transparenz für den einzelnen Konsumenten. Der Verbraucher wird immer mehr mit einem undurchsichtigen (Welt-)Markt konfrontiert, der die Entscheidung zu biologischen, naturbelassenen Lebensmitteln erschwert. Handelsabkommen sind zumeist auf Kompromisse aufgebaut. Bleibt der Verbraucher damit durch die zunehmende Globalisierung der Lebensmittelindustrie irgendwann auf der Strecke? Man muss sich fragen, ob langfristig das Interesse der Verbraucher oder das der Lebensmittelindustrie von der Politik gefördert wird.

Problemstoffe in der Nahrung

Doch worum genau geht es eigentlich bei den Skandalen und Diskussionen rund um die Problemsubstanzen in unserer Nahrung?

Grundsätzlich wird zwischen Rückständen von Schadstoffen und Verunreinigungen unterschieden. Verunreinigt ist ein Lebensmittel, wenn es problematische Substanzen enthält, die nicht absichtlich zur Herstellung eingesetzt werden. Solche Stoffe stammen aus der Umwelt, wie Dioxin oder Schwermetalle, oder sie entstehen unabsichtlich während der Verarbeitung, wie Benzpyren, das sich beim Grillen im Fleisch anreichert. Rückstände dagegen sind Reste von Substanzen, die gezielt in der Lebensmittelproduktion verwendet werden, beispielsweise Pflanzenschutz- und Unkrautvernichtungsmittel, Masthilfen oder Tierarzneimittel.

Manche der schädlichen Stoffe sind schon überall in unserer Umwelt verteilt, wie zum Beispiel Schadstoffe aus der Wasserverschmutzung oder Bodenverunreinigung. Sie können gar nicht aus der Nahrung herausgehalten werden.

Umstritten ist die Frage, inwieweit unsere Nahrung noch nennenswerte Konzentrationen dieser Rückstände und Schadstoffe enthält. Gerade beim Thema Pflanzenschutzmittel, die besonders häufig eingesetzt werden, gibt es heftige Diskussionen in Fachkreisen, aber auch in den Medien und in der Öffentlichkeit. Beispielsweise sorgte in jüngster Zeit das Pflanzenschutzmittel Glyphosat für Schlagzeilen. Es steht im Verdacht, Embryonen zu schädigen und bei Mensch und Tier Krebs auszulösen.

Glyphosat – das Killerpestizid?

Seit Mitte der 1970er-Jahre ist das beliebte Pflanzenschutzmittel des amerikanischen Chemikalienherstellers Monsanto im Einsatz – mit gigantischem Erfolg. So hat sich der Umsatz auf dem Weltmarkt in den vergangenen Jahren fast verdoppelt. 15 000 Tonnen werden hierzulande jährlich in der Landwirtschaft, auf öffentlichen Nutzflächen und in privaten Gärten versprüht, in Ländern wie den USA sogar noch weitaus größere Mengen. Neben der Gefahr für Mensch und Tier verweisen Studien auf die extrem negativen Auswirkungen, die Glyphosat auf die Umwelt hat. Bodenbelastungen, Bienensterben und der Verlust biologischer Vielfalt gehen auf das Konto von Glyphosat.

Für den Verbraucher liegt das Problem aber auch darin, dass das Pflanzengift bis kurz vor der Ernte auf dem Kulturgut aufgetragen wird. Untersuchungen zeigten, dass aus diesem Grund die Endprodukte aus der Getreideherstellung, wie zum Beispiel Brot, Müsli und Haferflocken, mit Glyphosat belastet sind, da das Pflanzenschutzmittel den Backprozess übersteht.

Die Entscheidung, ob Glyphosat weiterhin bei der Erzeugung von Nahrungsmitteln in der Landwirtschaft eingesetzt werden kann, ist noch

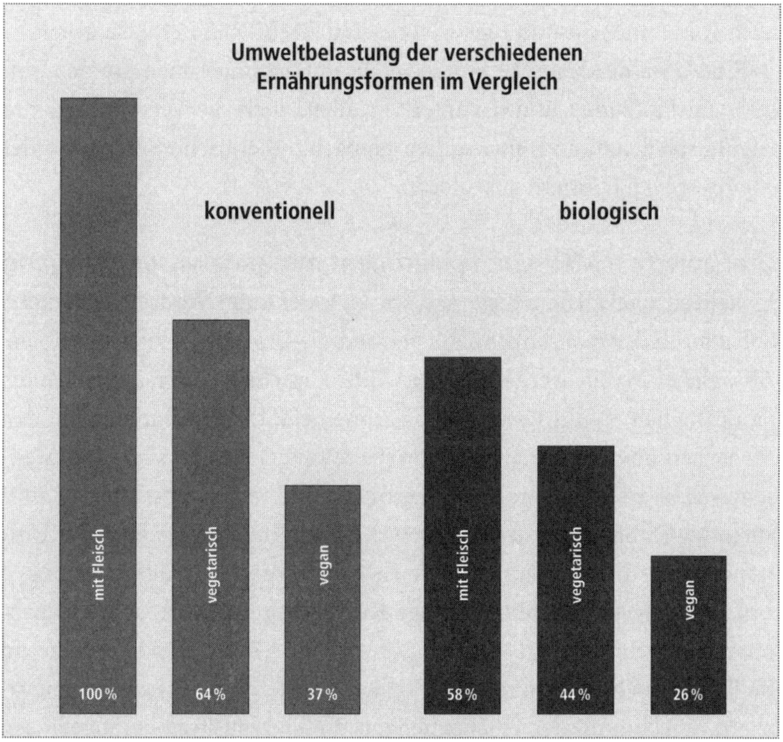

Quelle: »Evaluating the environmental impact of various dietary patterns combined with different food production systems«, European Journal of Clinical Nutrition, 11. Oktober 2006

nicht endgültig gefallen. Die Europäische Kommission hat die Zulassung aktuell von Juni 2016 bis Ende 2017 verlängert und eine erneute toxikologische Bewertung in Auftrag gegeben. Die mit der WHO verbundene Internationale Agentur für Krebsforschung (IARC) in Lyon hatte Glyphosat 2015 bereits als »wahrscheinlich krebserregend« eingestuft. Tierexperimentelle Untersuchungen hatten zudem ergeben, dass das Pflanzenschutzmittel in hohen Mengen embryonale Schäden verursachen kann.

Dagegen war die EU-Behörde für Lebensmittelsicherheit (EFSA) zu dem Schluss gekommen, der Wirkstoff berge vermutlich in den »üblichen Mengen« keine Krebsgefahr für den Menschen. Diese Auffassung wurde auch vom Bundesinstitut für Risikobewertung (BfR) in Berlin so geteilt.

Eine US-amerikanische Studie wiederum hat unter anderem den Einsatz von Pestiziden und darunter vor allem auch die Verwendung von Glyphosphat dafür verantwortlich gemacht, allergische Symptome der Atemwege bei Farmern auszulösen.

Grenzwerte – Menschenexperiment mit ungewissem Ausgang

Es stellt sich bei all dem die Frage, wie viele der unter Verdacht stehenden Substanzen der menschliche Körper und die Umwelt wirklich vertragen. Ab welcher Menge werden diese zu Gift? Gesicherte Grundlagen fehlen, da es fraglich ist, inwieweit tierexperimentelle Untersuchungen auf den Menschen übertragbar sind. Denn Tiere unterscheiden sich vom Menschen hinsichtlich Anatomie, Physiologie und Stoffwechsel in wesentlichem Maße. Selbst Tiere von unterschiedlicher Art reagieren unter Umständen ganz unterschiedlich im Versuch. Außerdem sind Untersuchungen am Tier der Praktikabilität zufolge zeitlich begrenzt. Menschen konsumieren jedoch zeitlebens eine Menge verschiedener Wirkstoffe, während im Tierversuch meist nur ein Wirkstoff getestet wird. Damit ist eine sichere Berechnung der Höchstmengen für krebsauslösende Substanzen nicht möglich.

Es sind eben nicht nur die Pflanzenrückstände, sondern auch zahlreiche andere Faktoren aus der Lebensmittelchemie bekannt, die möglicherweise eine gesundheitsschädigende Wirkung auf uns Verbraucher auslösen können. So werden Grenzwerte und Höchstmengenbegrenzungen einfach willkürlich festgesetzt, nachdem die toxikologischen Konzentrationen aus entsprechenden Tierversuchen mit einem Sicherheitsfaktor festgelegt wurden.

Bei solchen Vorgehensweisen steht zu befürchten, dass die Gefahreneinstufung vor allem von wirtschaftlichen Interessen geleitet und an uns allen ein globaler Langzeitversuch durchgeführt wird – mit ungewissem Ausgang, versteht sich. So ungewiss, dass Dr. phil. Dipl.-Ing. Stefan Böschen, wissenschaftlicher Mitarbeiter am Karlsruher Institut für Technologie, in seinem Buch *Risikogenese – Prozesse gesellschaftlicher Wahrnehmung* über die »unbekannte Wissenschaft« schreibt, wenn es um die Abschätzung von Schadstoffeffekten auf den menschlichen Organismus geht.

Das verborgene Leiden – Unverträglichkeiten auf Zusatzstoffe

Wie eigene Untersuchungen zeigten, treten Reaktionen gegenüber Lebensmittelzusatzstoffen sehr häufig auf. Von Medien und Öffentlichkeit kaum registriert, verlaufen sie in der Regel weitgehend unbemerkt, da sie selten untersucht werden. Ein weiteres Problem liegt in der Vielzahl der möglichen Auslöser unter den infrage kommenden Konservierungsstoffen und Farbstoffen.

Die Sache ist recht mühsam, und es können Jahre vergehen, bis ein Befund bestätigt werden kann. Betroffene brauchen viel Geduld, denn nur durch gezielte Untersuchungen kommt man dem oder den Übeltäter(n) auf die Schliche. Es kann Jahre dauern, die Zusatzstoffe auf den auslösenden Stoff einzugrenzen, auf den jemand mit Beschwerden reagiert – zumal die Unverträglichkeitsreaktion nicht immer sofort erfolgt: Zwischen Einnahme und Reaktion können in vielen Fällen Tage oder sogar Wochen vergehen. Manchmal sind auch mehrere Auslöser gleichzeitig am Werk. Dann wird von einem kumulativen Effekt möglicher Allergien gesprochen.

Die wissenschaftliche Diskussion über die Bedeutung einer großen Gruppe von Lebensmittelzusätzen bei Allergien und Unverträglichkeiten ist noch lange nicht abgeschlossen. Dabei lautet die Frage nicht, ob belastende Stoffe wie Schwermetalle, Acrylamid und Pestizide in unseren Lebensmitteln vorkommen, sondern, in welcher Konzentration und wie lange Substanzen durch den Verzehr von Lebensmitteln aufgenommen werden müssen, damit eine Reaktion erfolgt und eine gesundheitliche Schädigung nachweisbar wird.

Da Unverträglichkeiten auf bestimmte Zusatzstoffe immer häufiger auftreten, wird Konsumenten geraten, regional und vielseitig zu essen. Vielen Verbrauchern schmeckt dieser Rat wenig, denn zum einen ist es nicht so leicht, wirklich regionale Produkte zu kaufen – die Tricks und Täuschungen, mit denen die Lebensmittelindustrie arbeitet, sind vielfältig. Zum anderen kann der Griff ins Regal mit überregionalen Lebensmitteln die Wahl zwischen Teufel und Beelzebub bedeuten. Denn entweder man entscheidet sich hier für Lebensmittel, die zur Konservierung bestimmte Zusätze enthalten, oder man geht bei überregionaler biologischer Kost das Risiko ein, dass die Lebensmittel aufgrund der langen Transportwege einem gewissen Verderb ausgesetzt sind.

B wie Besser oder Bio! Hält die Bio-Kost, was sie verspricht?

Der Umwelt und Gesundheit zuliebe wählen immer mehr Haushalte Kost aus biologischem Anbau. Eine verwirrende Anzahl von Kennzeichen, Labels und Gütesiegeln verspricht gesünderes Essen und mehr Umweltschutz. Was aber hat es mit der Bio-Kost wirklich auf sich, und ist »Bio« gleichbedeutend mit »besser«?

Neueste Studien belegen: Bio-Lebensmittel sind nur wenig gesünder als konventionelle Lebensmittel, und bei einer Untersuchung der Stiftung Warentest von Januar 2002 bis August 2007 wiesen immerhin 25 Prozent der untersuchten Bio-Waren in irgendeiner Form Pestizidrückstände auf. Allerdings muss auch erwähnt werden, dass bei konventioneller Nahrung die Mengen deutlich höher ausfielen. So fanden sich bei den untersuchten Proben im Bereich Bio-Kost nur in 11 Prozent der Fälle sehr hohe Pestizidrückstände, während es bei den untersuchten Proben der Lebensmittel aus konventionellem Anbau oder konventioneller Haltung satte 30 Prozent waren. Auch beim Nitratgehalt schneidet Bio deutlich besser ab, ebenso bei der Tatsache, dass Bio-Kost ohne Konservierungsstoffe oder Ähnliches auskommt. Die Kehrseite der Medaille ist die dadurch höhere Anfälligkeit für Keime, Schädlinge und Schimmelpilze. Dabei kann besonders der Befall von Schimmelpilzen alarmierend sein, denn diese können sogenannte Mykotoxine bilden – ein für Mensch und Tier gefährliches Pilzgift.

Die sehr viel schnellere Verderblichkeit und die damit verbundenen Gefahren lassen die Bio-Kost nicht unbedingt gesünder dastehen als konventionelle Lebensmittel. Bio-Kost ist also nicht automatisch und unter allen Umständen besser, und grundsätzlich muss festgestellt werden, dass auch biologisch hergestellte Lebensmittel gewisse Belastungen aufweisen, die allerdings in der Regel geringer ausfallen als bei der konventionellen Lebensmittelherstellung.

Zusammenfassend lässt sich sagen: Auch bei Bio ist nicht alles Gold, was glänzt. Dennoch haben biologisch produzierte Lebensmittel gegenüber konventionell produzierten Nahrungsmitteln einen deutlichen

Sauber und sicher? Bio-Kost und die Keime

In der Zeitschrift *Test* (10/2007) ist folgende Zusammenfassung des Untersuchungsergebnisses zum schädlichen Keimbefall bei Bio-Kost zu lesen:

»Hersteller konventioneller Lebensmittel haben Bakterien und Hefen meist besser im Griff als ihre Kollegen aus der Bio-Branche. In unseren Tests schnitten viele Bio-Produkte bei der mikrobiologischen Prüfung schlecht ab. Viele unerwünschte Keime belagerten vor allem tierische Bio-Produkte wie Fleisch-, Fisch- und Milcherzeugnisse. Das kann je nach Keimtyp und Keimzahl vor allem Kinder, Schwangere, geschwächte und ältere Menschen gesundheitlich gefährden. Außerdem können die Mikroorganismen ein Produkt geschmacklich ruinieren.«

Mehrwert in Punkten wie Nachhaltigkeit, Umweltschutz und Schadstoffbelastungen. Jeder Verbraucher sollte daher ein Auge auf Schadstoffbelastungen und problematische Substanzen in der Nahrung haben und auf eine gesunde, ausgewogene Ernährung achten. Denn nur gutes Essen ist gesundes Essen. Ausnahmen davon dürfen sein, sollten aber nicht zur Regel werden.

Ihr persönlicher Schadstoff-TÜV

Die potenziellen Risiken der industriellen wie auch der biologischen Kost sind unübersehbar. Deshalb kann ein zeitweiliger Nahrungsverzicht in Verbindung mit gesunder Kost helfen, den schädlichen Einfluss im Körper auszugleichen. Doch wie wir gesehen haben, ist es gar nicht so leicht, wirklich gesunde Nahrung zu sich zu nehmen. Hier erfahren Sie, wie sich belastete Nahrung weitgehend vermeiden lässt.

Zwei Hauptfaktoren bestimmen die Nahrungsmittelbelastung: Schadstoffrückstände, die mit dem Produktionsprozess entstehen, und Verunreinigungen durch die Umwelt oder durch Entstehungsprozesse während der Verarbeitung. Zu erwähnen wäre auch noch der Nährstoffverlust durch die industrielle Verarbeitung eines Lebensmittels.

Folgende Problemsubstanzen können durch falsche Verarbeitung entstehen:

Toxische Stärke – Acrylamid

Backen, Braten und Frittieren sind beliebte Zubereitungsformen unter anderem für Kartoffelprodukte. Kaum einer ahnt, dass sich hinter den leckeren Pommes frites oder den reschen Bratkartoffeln ein gefährlicher Stoff verbergen kann: die krebserzeugende, gen- und nervenschädigende Substanz Acrylamid. Aber auch Chips, Knäcke- und Toastbrot oder frisch geröstetes Müsli sind davor nicht gefeit. Nicht verschont von der Substanz bleiben zudem Kekse, Lebkuchen und Salzstangen. Sogar im Kaffee ist sie enthalten. Acrylamid bildet sich bei hohen Temperaturen.

Werden beispielsweise Backmischungen über 175 Grad erhitzt, reagiert das Eiweiß mit dem Zucker. Das Produkt wird braun, und es entsteht Acrylamid.

Acrylamid vermeiden

Kaufen Sie dicke Pommes frites und verteilen Sie sie zu Hause gleichmäßig auf einem Backblech. Übrigens: Bratkartoffeln aus gekochten Kartoffeln enthalten weniger Acrylamid als solche aus rohen Kartoffeln.

- Den Umluftherd zum Backen auf maximal 180 Grad einstellen, Backofen ohne Umluft auf maximal 200 Grad.
- Das Frittierfett sollte niemals heißer als maximal 175 Grad sein. Pommes frites oder Kroketten aus dem Fett nehmen, sobald sie goldgelb sind. Fett regelmäßig erneuern!
- Bratgut nie überhitzen!
- Wählen Sie helle verzehrfertige Pommes frites oder Kartoffelchips.
- Essen Sie Kräcker, Pommes frites oder Chips maximal einmal pro Woche.
- Je heller Kuchen und Bratkartoffeln, desto besser.
- Backen Sie Kuchen nicht zu lange, und rösten Sie Toastbrot nur leicht an.
- Beim Backen sollten Sie auf Hirschhornsalz (Ammonium-Hydrogen-Carbonat) verzichten und stattdessen Natron oder Backpulver verwenden. Durch Hirschhornsalz entsteht vermehrt Acrylamid.
- Nahrungsmittel am besten nur dünsten oder kochen. Dann bildet sich gar kein Acrylamid.

Gefährliche Verwandlung – Nitrat/Nitrit

An und für sich ist er harmlos: der Wachstumsdünger Nitrat. Zum Problem wird er erst dann, wenn sich der Stickstoff unter Bakterieneinfluss in Nitrit verwandelt. Das passiert, wenn das Gemüse lange warm gehalten oder wieder aufgewärmt wird. Aber auch beim Trocknen oder Räuchern unter Verwendung hoher Temperaturen verbindet sich das Nitrit mit bestimmten Abbauprodukten von Eiweißen, den Aminen, und es entstehen dadurch gefährliche Nitrosamine, die Krebs auslösen können. So ist Nitrit ein Bestandteil von Pökelsalz und steckt daher in allen gepökelten Fleischwaren, beispielsweise in Salami, rohem Schinken oder Kassler.

Ausgewiesen steht es als Konservierungsstoff Kalium-Nitrat oder Natrium-Nitrat unter der E-Nummer 249 und 252. Bei Gemüse ist der Nitratgehalt sehr unterschiedlich. Grundsätzlich gilt:

Einen hohen Nitratgehalt besitzen Rucola, Spinat, Mangold, Feld- und Kopfsalat, Rettich und Radieschen sowie Fenchel.

Weniger Nitrat ist enthalten in Sellerie, Frühmöhren, Kohlrabi, Auberginen, Zucchini sowie, Kohlsorten wie Chinakohl, Grünkohl, Blumenkohl und Wirsing.

Am wenigsten Nitrat steckt in Kartoffeln, Getreide und Fruchtgemüse wie Erbsen, Gurken oder Tomaten.

Nitrat vermeiden

- Die äußeren Blätter eines Salates, Stiel und Stängel von Blattgemüse speichern besonders viel Nitrat.
- Säuglingen unter fünf Monaten sollten Sie keinen Spinat, Mangold oder Rote Bete geben. Als Beikost für Ihr Baby eignet sich nitratarmes Gemüse wie Möhren oder Pastinaken.
- Gekochter Spinat und anderes nitratreiches Gemüse bilden Nitrit, wenn sie warm gehalten oder aufgewärmt werden.
- Wenn nitratreiches Gemüse kurz auf 80 Grad Celsius erhitzt (blanchiert) wird, verringert sich das darin enthaltene Nitrat um bis zu 50 Prozent. Das Kochwasser bitte wegschütten.
- Nitratreiches frisches Gemüse sollte nicht im Mikrowellengerät zubereitet werden.
- Gepökeltes Fleisch sollte nie gebraten oder gegrillt werden.

Extra-Tipp: Wer selbst Gemüse anbaut, der kann den Nitratgehalt durch den richtigen Zeitpunkt der Ernte reduzieren. Nitratreiche Gemüsesorten lieber spätnachmittags oder abends ernten. Vormittags ist der Gehalt am höchsten, da die Pflanzen über Nacht vermehrt Nitrat aufnehmen.

Grillen mit Risiko – Benzpyren

Sommerzeit ist Grillzeit! Bei der Gartenparty oder am See, sobald die Freiluftsaison eröffnet ist, liegen Fleisch und Würstl wieder auf dem Grill. So schön das gemeinsame Grillen auch sein mag, im Grillgut kann sich ein gefährlicher Stoff verstecken: Benzypren. Es entsteht, wenn Fleischsaft oder Fett auf die Glut tropft, gleichgültig, ob ein Holzkohlengrill oder ein Elektrogrill verwendet wird. Beim Grillen mit Holzkohle entsteht in der äußeren Schicht des Grillguts zehnmal soviel Benzpyren, wie laut deutscher Fleischverordnung erlaubt sind.

Benzpyren gehört zu den sogenannten polyzyklischen aromatischen Kohlenwasserstoffen. Diese bilden sich immer dann, wenn organische Stoffe nur unvollständig verbrennen. Viele polyzyklische aromatische Kohlenwasserstoffe können Krebs verursachen, wenn sie längere Zeit eingeatmet oder häufig gegessen werden.

Benzpyren vermeiden

- Weniger schädlich als ein Holzkohlengrill ist das Grillen mit Gas oder Strom.
- Öl oder Fett sollte dennoch nicht auf die Heizstangen tropfen.
- In den Krusten des Fleischs oder der Würstchen stecken besonders viele polyzyklische aromatische Kohlenwasserstoffe.
- Wenn Fleisch oder auch Brot oder Plätzchen an den Rändern verbrannt sind, sollten Sie die schwarzen Stellen großzügig abschneiden.
- Eine Fettauffang- oder Grillschale verhindert, dass abtropfendes Fett beim Grillen in die Glut fällt.
- Warten Sie, bis die Holzkohle durchgeglüht ist, sich eine weiße Schicht aus Asche gebildet hat und kein Rauch mehr sichtbar ist. Legen Sie erst dann Fleisch, Fisch oder Gemüse auf den Grill.
- Als Brennmaterial sollten Sie für Ihren Holzkohlengrill nur Holzkohle und Holzbriketts verwenden. Altpapier und Holz entwickeln beim Verbrennen giftige Gase, die sich mit dem Rauch auf dem Grillgut ablagern.

Extra-Tipp: Weniger ist mehr! Obwohl der Grilltrend ungebrochen ist, versuchen Sie doch einfach mal eine Gartenparty oder einen Tag am See ohne Gartengrill im Gepäck. Damit lässt sich Benzpyren vollständig vermeiden. Und wenn es sich nicht vermeiden lässt: Trinken Sie vor dem Verzehr von gegrilltem Fleisch ein Glas frisch gepressten Orangensaft. Dieser Vitamincocktail reduziert auf natürliche Weise den Gehalt an schädlichen Bestandteilen im Grillfleisch.

Schädlicher Belag – Schimmelpilz

Bio-Kost ist beliebt! Doch leider mögen auch Schimmelpilze die gesunden Lebensmittel gern. Durch die fehlenden Konservierungsstoffe in biologischer Nahrung ist schneller Nahrungsmittelverderb durch Schimmelpilze nicht selten. Dabei sind die durch Pilzbefall gebildeten Giftstoffe nicht ohne. Etwa 300 der Mykotoxine, der Schimmelpilzgifte, sind bislang bekannt. Am häufigsten kommen Aflatoxine, Ochratoxine und Patuline vor.

Wo finde ich welches Toxin? Aflatoxine verstecken sich in allen Pflanzenteilen, die viel Fett und Kohlenhydrate enthalten – so etwa in Pistazien, Mandeln, Paranüssen, Hasel- oder Erdnüssen. Ochratoxine fühlen sich wohl in Getreide, Hülsenfrüchten, getrockneten Weintrauben, Kaffee, Wein, Bier, Traubensaft, Kakao und Gewürzen, während fauliges Obst, Gemüse und Fruchtsäfte die Brutstätten von Patulin sind.

Ob sie nun schon vor der Ernte im Lebensmittel enthalten waren oder erst während der Lagerung entstehen, ist für den Verbraucher eher zweitrangig. Wichtig ist nur zu wissen, wie gefährlich sie werden können.

Schimmelpilzgifte können Leber, Nieren und das Nervensystem schädigen, und einige von ihnen stehen im Verdacht, das Krebsrisiko zu erhöhen und das Erbgut von Ungeborenen im Mutterleib zu schädigen. Gelangen die Toxine in die Muttermilch, können sie an das Baby weitergegeben werden.

Schimmelpilze vermeiden

- Leider sind die krank machenden Pilze sehr widerstandsfähig und halten extreme Temperaturen wie Hitze gut aus. Kochen tötet sie nicht ab.

- Ähnliches gilt für das Entfernen von pilzbefallenen Teilen der Lebensmittel. Es reicht beispielsweise nicht aus, die schimmlige Stelle des Brotes abzuschneiden und wegzuwerfen, denn die winzigen, mit dem Auge nicht sichtbaren Sporen haben sich längst im ganzen Brotlaib ausgebreitet. Nahrungsmittel, die Schimmelpilze aufweisen, sollten deshalb sofort im Ganzen entsorgt werden.
- Zudem sollten Lebensmittel nicht zu lange gelagert werden. Das empfiehlt sich für Obst und Gemüse wie auch für Backwaren, Haferflocken, Nudeln, Reis und sogar für Gewürze gleichermaßen. Selbstverständlich muss man alle Lebensmittel sachgerecht lagern, damit sich gar nicht erst Schimmelpilze bilden.

Wussten Sie schon? Schimmel bildet sich bei Zerhacktem und Pulverisiertem schneller als bei nicht zerkleinerten Lebensmitteln. Das gilt für geriebenen Parmesankäse genauso wie für Nussmehl und Gewürzpulver.

Giftcocktail aus der Agrarproduktion – Pestizide

Kaum ein konventioneller Landwirt, der nicht spritzt. Verschont wird dabei kaum ein Anbau. Vom Getreide über Obst und Gemüse, Gewürze, Kaffee und sogar Wein – das Auftragen von Pflanzenschutzmitteln und Unkrautvernichtern ist giftiger Alltag auf unseren Äckern. Die gefährlichen Stoffe gelangen schließlich in den Boden und über die Pflanzen zu den Tieren. Futtermittel aus behandelten Pflanzen tauchen als Pestizidrückstände später in Erzeugnissen aus tierischen Produkten wie Fleisch, Milch und Eiern wieder auf. Doch immer noch am stärksten belastet sind die Pflanzen aus den Ernteerträgen selbst, also unser Obst und Gemüse. Importierte Lebensmittel – die Langzeitreisenden unter den Nahrungsmitteln – weisen die höchsten Pestizidrückstände auf. Besonders betroffen: Trauben, Mangos, Paprika, Erdbeeren und Birnen.

Das kann dem besten Bio-Bauern passieren: Der Landwirtsnachbar spritzt, und Wind oder Regen tragen die Pestizide aufs Bio-Feld. So sind auch Bio-Produkte zuweilen nicht ganz pestizidbefreit. Weltweit werden über hundert verschiedene Giftstoffe zum Schutz der Ernte verwendet.

Das sollten Sie sich sparen!

Die »Geiz-ist-geil-Mentalität«. Die ist beim Kauf von Lebensmitteln nicht sinnvoll, denn billige Lebensmittel können nicht gesund und umweltverträglich hergestellt werden. Es steckt schon im Wort: Lebensmittel sind Mittel zum Leben. Was aber ist uns unser Leben wert? Wollen wir Geld ausgeben für Dinge wie Status- und Luxusgüter oder doch lieber für echte Lebensmittel – eben für Mittel zum Leben?

Grob wird dabei zwischen Schädlingsbekämpfungsmitteln (zum Beispiel Insektiziden), Unkrautbekämpfungsmitteln (zum Beispiel Herbiziden) und Fungiziden (Wirkstoffen gegen Schimmelpilze, Rostpilze und Mehltau) unterschieden. Pestizide können den Organismus auf vielfältige Weise schädigen und fast alle Organe beeinträchtigen. Die Liste ist dementsprechend lang und reicht von akuten oder chronischen Hauterkrankungen über Vergiftungserscheinungen, Krebs und Erbgutschädigungen bis hin zu Missbildungen bei Neugeborenen.

Theoretisch dürfen Landwirte nur Pestizide benutzen, deren Unbedenklichkeit zuvor im Tierversuch belegt wurde. Zudem begrenzen Lebensmittelverordnungen die Pestizidrückstände in unseren Lebensmitteln, allerdings wurde bei diesen Regelungen das Zusammenspiel einzelner Stoffe nicht berücksichtigt. So zählen Pestizide zu den gefährlichsten Umweltgiften überhaupt, da sich die giftige Wirkung der einzelnen Substanzen nicht nur summieren, sondern auch gegenseitig verstärken kann. Ein zweiter, wenig beachteter Aspekt ist der Umstand, dass nicht die überschrittenen Grenzwerte über die Unbedenklichkeit entscheiden, sondern vor allem die Zeitspanne der Aufnahme von Pestiziden. Im Klartext: Krank werden nicht unbedingt diejenigen, die einige Male belastete Kost zu sich genommen haben, sondern vor allem jene, die über eine lange Zeitspanne pestizidbelastete Lebensmittel verzehren, auch wenn die Belastung nur gering ist und innerhalb der Grenzwerte liegt. Selbstverständlich spielt die Lebensführung eine große Rolle: Wer beispielsweise seinen Organismus durch Entgiftungs- und Reinigungsmaßnahmen wie etwa Fastenzeiten und Nahrungspausen unterstützt und Toxine regelmäßig ausleitet, dessen Körper reagiert wesentlich unempfindlicher auf etwaige Pestizidgifte.

Pestizide vermeiden:

- Obst und Gemüse immer unter fließendem Wasser waschen. Für Äpfel und Tomaten lauwarmes Wasser nehmen. Feste Obst- und Gemüsesorten sollten Sie anschließend mit einem Tuch trocken.
- Äußere Blätter beim Salatputzen immer entfernen.
- Nach dem Schälen von Früchten immer Hände waschen. So gelangen keine Rückstände über die Haut an das Fruchtfleisch.
- Abwechslung schützt! Eine einseitige Ernährung begünstigt die Aufnahme von Pestiziden und erhöht die tägliche Dosis.
- Achten Sie beim Kauf nicht nur auf das Äußere eines Apfels oder einer Birne. Manche Früchte sehen gerade wegen des Pestizideinsatzes so gut aus.
- Zitrusfrüchte vor dem Auspressen waschen, damit keine Rückstände des Schalensafts ins Glas fließen.
- Wer die Möglichkeit besitzt, sollte sein Obst und Gemüse im eigenen Garten anbauen.
- Auf Billigangebote bei Fleisch verzichten und lieber Markenprodukte, am besten aus Bio-Betrieben, wählen. Frisches Fleisch hat eine dunkelrote Farbe, Lammfleisch darf hellrot sein, Schweinefleisch ist in der Regel rosafarben, Fleisch vom Wild rötlich bis fast dunkelbraun. Das Fleisch sollte nicht im eigenen Saft liegen. Das ist in der Regel ein Zeichen für schlechte Qualität. Frisches Fleisch riecht neutral bis mild. Fleisch sollte immer mindestens unter sieben Grad Celsius gelagert werden.
- Legen Sie einen Entgiftungstag durch Nahrungspause ein.

Wussten Sie schon? Zu lange gelagertes Fleisch enthält viel Histamin. Histaminsensible Personen werden auf dieses Fleisch reagieren, weil Histamin auch hitzebeständig ist.

Tipp: Das Obst mit Aloe-vera-Essenzen waschen, da dieses Pestizide von der Oberfläche lösen können.

Blei im Körper – Schwermetalle

Während einige Metalle in geringen Mengen von Natur aus in unserem Körper vorhanden sind und sein sollten, wie zum Beispiel Kupfer, Zink, Selen oder Magnesium, gehören Schwermetalle zu den Belastungsfaktoren in unserer Nahrung und haben im Organismus nichts zu suchen. Leider sind viele Nahrungsmittel dennoch mit Schwermetallen belastet. Quecksilber, Blei, Kadmium und Arsen gehören zu den giftigsten.

Schwermetalle gelangen hauptsächlich durch den Autoverkehr, die Ausbringung von Klärschlamm und bestimmte industrielle Verfahren in die Umwelt. Von dort aus kommen sie über die auf den Feldern angebauten Pflanzen und über das Fleisch der Nutztiere in unsere Lebensmittel. Durch Regen können Schwermetalle von den Feldern und Straßen ins Grundwasser geschwemmt werden. Die Schwermetallkonzentration kann unter Umständen recht hoch sein, wenn man bedenkt, dass sich die Metalle in Pflanzen und Organen von Nutztieren anreichern und dort nicht abgebaut werden können.

Aber nicht nur Felder und Boden sind mit Schwermetallen belastet. Da auch die Meere zunehmend zum Mülleimer der Industrie geworden sind, finden sich hohe Schwermetallkonzentrationen auch in den Organismen der Meeresbewohner. Aufgrund der Nahrungskette – kleine Fische fressen belastete Weichtiere, größere Fische fressen die kleinen und damit nun ebenfalls belasteten Fische, ganz große Fische wie etwa Thunfische fressen die größeren Fische – reichert sich immer mehr Schwermetall in Fischen und anderen Meerestieren an. So gehört Fisch zusammen mit Fleischerzeugnissen wie Innereien zu den am höchsten belasteten Nahrungsmitteln. Außer Wasser und Boden gibt es auch noch andere Giftquellen, durch die die schädlichen Metalle in den Körper gelangen können. Chemikalien in Kleidern, Wohntextilien und Möbeln, in Reinigungsmitteln, Pflegemitteln, in Zahnfüllungen und sogar in Impfstoffen und Medikamenten sorgen für das Eindringen von Schwermetallen über die Haut und die Schleimhäute. Sind die Schwermetalle einmal im menschlichen Organismus angelangt, kann der Körper sie nicht selbstständig abbauen. Sie müssen ausgeleitet werden.

Schwermetalle vermeiden:

- Bestimmte Meerestiere, wie etwa Aal mit seinem relativ hohen Fettgehalt, sollten nur wenig gegessen werden. Denn magerer Fisch enthält weniger Schwermetall als fetter Fisch.
- Kleine Kinder können Arsenvergiftungen vorbeugen, indem sie keine Salzwasserfische essen.
- Wild wachsende Pilze sollten ebenfalls nicht sehr oft gegessen werden, nicht mehr als 200 bis 250 Gramm pro Woche.
- Das Gleiche gilt für Innereien: Vor allem in Leber und Niere von Wildtieren finden sich besonders hohe Konzentrationen von Schwermetall, während Innereien von Nutztieren wesentlich geringere Mengen aufweisen. Dennoch sollte man den Verzehr von Innereien generell zur Ausnahme machen.
- Salate und Gemüse sollten immer gründlich gewaschen und die äußeren Blätter entfernt werden. Schälgemüse wie Möhren, Kohlrabi und Kartoffeln immer großzügig schälen.

Nahrungspausen – die wichtigsten Fragen und die Antworten darauf

Pestizide, Schwermetalle und belastende Keime – die Problemstoffe in unserer modernen und industrialisierten Ernährung drängen von allen Seiten auf uns ein. Bei vielen von uns tut sich der Körper schwer, sie selbstständig abzubauen. Typische Zivilisationserkrankungen sind also nicht nur die Folge von ungesunder Lebensweise, sondern eben auch von zugeführten Schadstoffen aus der Ernährung und der Umwelt. Nahrungspausen können bei der natürlichen Entgiftung und Ausleitung der Schadstoffe helfen. Die Liste der Krankheiten, denen sich mit Nahrungspausen begegnen oder vorbeugen lässt, ist lang:

- Übergewicht, Bluthochdruck, Stress, erhöhte Blutfett- und Harnsäurewerte,
- Herz- und Gefäßerkrankungen,

- Diabetes Typ 2,
- Rheuma und Arthrose,
- Fibromyalgie,
- chronische Rücken- und Kopfschmerzen sowie Migräne,
- Magen-Darm-Erkrankungen,
- Neurodermitis und Schuppenflechte,
- Allergien,
- Beschwerden in den Wechseljahren,
- erhöhte Anfälligkeit für Infekte sowie
- depressive Verstimmungen und Erschöpfung.

Sogar bei Krebserkrankungen können kurze Fastenperioden die Wirkung und Verträglichkeit einer Chemotherapie verbessern. Das haben Untersuchungen von Prof. Dr. Valter Longo, Gerontologe und Zellbiologe an der Universität von Südkalifornien in Los Angeles, gezeigt. Während gesunde Zellen beim Fasten in einer Art Ruhezustand geschützt sind, können Krebszellen sich nicht auf einen Nährstoffmangel umstellen; sie können nicht mehr wachsen und reagieren deshalb empfindlicher auf Zellgifte. Voraussetzung ist, dass Betroffene eine so gute Konstitution haben, dass sie ohne Gefahr auf Nahrung verzichten können.

Sind Nahrungspausen wirklich mit einer gesunden Lebensführung vereinbar?

Was in diesem Buch als »Nahrungspausen« oder auch »intermittierendes Fasten« bezeichnet wird, ist keine typische Fastenkur. Vielmehr wird darunter ein bestimmter Rhythmus verstanden, in dem man Nahrung zu sich nimmt. Der Wechsel zwischen Nahrungsaufnahme und Nahrungskarenz reduziert die Risiken des echten Fastens, da ja, anders als beim echten Fasten, sehr wohl gegessen wird, nur eben zu bestimmten Zeiten und in bestimmten Zeitabständen. Zudem ist Intervallfasten eine Art Recyclingprozess, das heißt, unbenutzte Altbestände der Zellen werden zerlegt und zur Bildung neuer Zellen benutzt. Abgebauter Mikrozellschrott wird abtransportiert und kann den Zellfunktionsablauf nicht mehr stören. Auch Leber und Bauchspeicheldrüse werden durch die Nahrungskarenz entlastet, da die Insulinausschüttung heruntergefahren wird. Nachteile des echten Fastens wie zum Beispiel Mangelerscheinungen, Schlappheit, Müdigkeit und Reizbarkeit sind deshalb beim intermittierenden Fasten nicht zu beobachten.

Wie können Nahrungspausen bei einer gezielten Gewichtsabnahme mit lang anhaltendem Gewichtsverlust helfen, ohne einen Jo-Jo-Effekt auszulösen?

Mittlerweile gibt es zahlreiche Belege für eine Wirkung von Nahrungspausen auf das persönliche Gewicht. Mit diesem Konzept kann langfristig das Wunschgewicht erreicht und auch gehalten werden.

Bei einer Erhebung der Kurparkklinik in Überlingen wurde vor einigen Jahren der Gewichtsverlauf von 844 Probanden dokumentiert. Die durchschnittliche Gewichtsabnahme betrug 10 Kilogramm. Viele der Probanden konnten das erreichte Gewicht über eine lange Zeit halten. Nach einem Jahr hatten rund 47 Prozent ihr Entlassungsgewicht gehalten und 12 Prozent sogar noch weiter gemindert. Ein Grund für den Erfolg des intermittierenden Fastens ist unter anderem darin zu suchen, dass die Fastenzyklen sich völlig mühelos und selbstverständlich in den Alltag eingliedern lassen. So lassen sich die Nahrungskarenzen deutlich leichter durchhalten als bei herkömmlichen Fastenkuren oder Diäten.

Bei der Nahrungsaufnahme wird Fett in Fettzellen und in der Leber eingelagert. In der Karenzzeit dagegen wird Fett verbrannt, da der Stoffwechsel angekurbelt wird. Schiebt man die Aufnahme der Mahlzeit also auf, läuft die Fettverbrennung weiter, der Körper hat die Gelegenheit, Fettdepots abzubauen. Der sogenannte Jo-Jo-Effekt – Gewichtsabnahme und schnelle Wiederzunahme – ist vor allem davon abhängig, ob eine konstant gesunde Ernährung, also weniger Fett und Zucker, viel Obst, Gemüse und manchmal mageres Fleisch, eingehalten wird. Kurze Nahrungspausen sind kein Ersatz für eine ausgewogene Ernährung. So ist vor allem der Lebensstil in Bezug auf Ernährung, Bewegung und Entspannung für die Erhaltung der Gewichtsreduzierung von Bedeutung.

Verliert man durch Nahrungspausen nur deshalb an Gewicht, weil Wasser und Eiweiß reduziert werden?

Wie bei allen Fastenkonzepten verliert der Körper auch beim intermittierenden Fasten oder Intervallfasten zu Anfang Wasser. Zurückzuführen ist das Phänomen auf den Verlust des an Glykogen und Eiweiß gebundenen Wassers. Beim Intervallfasten ist Fett der Hauptbrennstoff und nicht Eiweiß. Bei einem durchschnittlichen Energieverbrauch von 1800 kcal/Tag wird bevorzugt das Fettgewebe zur Energiegewinnung mobilisiert. Muskeleiweiß liefert in der Nahrungspause dagegen weniger als 10 Prozent des Brennstoffes. Es ist aber richtig, dass auch hier Körpereiweiß abgebaut wird, zum Teil aus den Muskelzellen. Allerdings geschieht der Eiweißabbau in geringem Maße, da nach einer festgelegten Zeit wieder gegessen wird und somit dem Körper wieder Eiweiß zur Verfügung steht.

Können Nahrungspausen zu Schwindel und Kreislaufproblemen beitragen?

Da in der Nahrungskarenzzeit Fett abgebaut und die Energiebilanz also negativ wird, sollte der Körper auch auf das Intervallfasten gut vorbereitet werden. Überreaktionen wie Schwindel oder Kreislaufprobleme sind häufig dann der Fall, wenn während der Karenzzeit zu wenig Flüssigkeit aufgenommen wird oder wenn in dieser Zeit besondere Stresssituationen auftreten. Diese Schwierigkeiten stellen sich vor allem zu Anfang ein.

Bevor wir Ihnen Tipps zur Umstellung geben und Ihnen verraten, wie Sie diese Probleme vermeiden können, möchten wir Sie in den folgenden Kapiteln zunächst auf eine faszinierende Reise durch unseren Körper mitnehmen. Erfahren Sie, was Nahrungspausen in unserem Organismus bewirken, begegnen Sie echten Erfahrungen und überwinden Sie durch spannende wissenschaftliche Fakten eventuelle Skepsis und Ängste.

Kapitel 3

Die Gewichtsspirale und ihre Ursachen

Nicht nur in ästhetischer Hinsicht, sondern auch für die Gesundheit spielt das Gewicht eine bedeutende Rolle. So muss jeder, der über Ernährung und Gesundheit nachdenkt, unweigerlich irgendwann auf die folgenden Fragen stoßen:

Warum scheitern so viele Diäten? Und warum ist es eigentlich so schwer, das Gewicht zu halten? Oder anders gefragt: Warum nehmen wir besonders im Alter eher zu als ab? Bei ungewollter Gewichtsabnahme denkt man schnell auch mal an Krankheiten. Sind bei Gewichtszunahme etwa Krankheiten oder vielleicht der Stoffwechsel schuld? Oder doch die Hormone?

Gewichtsfalle Evolution

Warum nehmen wir im Alter schneller zu als ab? Diese Frage zumindest kann ein Blick in die Evolutionsgeschichte des Menschen beantworten.

Auch wenn wir selbst uns als moderne Zivilisationsmenschen erleben, glaubt unser Körper noch immer, er sei in der Steinzeit. Da aber unseren Vorfahren mit zunehmendem Alter die Nahrungsbeschaffung durch die Jagd oder auch durch das beschwerliche Sammeln von Pilzen und Früchten immer schwerer fiel, musste der Stoffwechsel auf Energiespeichern umgestellt werden.

Glücklicherweise müssen wir heute unsere Nahrung nicht mehr sammeln oder gar jagen, weder in der Jugend noch im Alter. Doch unser Stoffwechsel greift nach wie vor auf das jahrtausendealte Programm zurück, so wie auch heute noch alle Beutejäger im Tierreich. Durch diesen

Stoffwechseltrick, der uns früher auch im Alter das Überleben sicherte, verlangsamt sich unser Stoffwechsel mit dem Alter. Die Folge: Bei gleichbleibender Nahrungsaufnahme werden wir im Alter häufig dicker. Doch was ist mit denen, die sich abmühen, ihr Gewicht zu halten, oder erst gar nicht in die Nähe ihres Wunschgewichtes gelangen? Warum ist die Sache mit dem gesunden Gewicht eigentlich so schwer?

Vollgas oder Sparflamme – was unsere Hormone mit dem Hunger zu tun haben

Ein altes Sprichwort sagt: »Der Appetit kommt beim Essen.« Sehr viel besser wäre es zu sagen, dass der Appetit durch die Hormone kommt. Sind es also die Hormone, die so viele Diäten scheitern lassen?

Das Wissen über die Funktionsweise des menschlichen Körpers hat sich in den vergangenen Jahrzehnten enorm verbessert, und so weiß man inzwischen, dass unser Appetit und unser Sättigungsgefühl das Ergebnis ständiger komplexer Signalinteraktionen zwischen Magen und Gehirn sind, die unsere Nahrungsaufnahme steuern. Diese Signale funktionieren sozusagen wie eine komplexe Software in einem Rechenzentrum.

Einer der Meilensteine für das Verständnis des Hungergefühls war die Entdeckung der Hormone Ghrelin und Leptin, die die Regulation von Hunger und Sättigung im Körper steuern. Ganz grob gesagt: Während die Ausschüttung von Ghrelin für Magenknurren sorgt, ist das Hormon Leptin für das Sättigungsgefühl zuständig. Schauen wir uns also die beiden Hormone ein wenig genauer an.

Das Hungerhormon Ghrelin

Dieses wichtige Hormon wird vor allem im Magen und im übrigen Verdauungskanal – zum Beispiel in der Bauchspeicheldrüse – gebildet. In unserer unbewussten Hormonzentrale des Gehirns – dem Steuerungszentrum des sogenannten vegetativen Nervensystems im Hypothalamus und in der Hypophyse – entsteht außerdem eine Vorstufe des Hormons, die durch Abspaltung von Aminosäuren in die aktive Form überführt wird. Ghrelin steuert damit auf unbewusste Weise unsere Nahrungsaufnahme. Auch trägt es zur Ausscheidung von Wachstumshormonen bei. In Hungerphasen steigt der Ghrelinspiegel im Blut an, nach dem Essen sinkt er ab.

In Experimenten wurde nachgewiesen, dass Ghrelin-Infusionen die Bereitschaft zur Nahrungsaufnahme erhöhen. Der Hunger setzt eher ein. Ghrelin stimuliert zudem die Ausschüttung eines anderen Neurotransmitters. Es handelt sich um das Neurohormon Neuropeptid Y, von dem bekannt ist, dass es die Nahrungsaufnahme steigert. Hormonell und vom vegetativen Nervensystem gesteuert, entziehen sich die Hungerbefehle unserer Willenskontrolle, und wir erliegen unbewusst den ausgesendeten Hungersignalen. Erst wenn wir diese Signale vollständig und richtig verstehen, können wir sie besser einordnen und durch eine bewusste Handlungsweise auf sie eingehen. Das heißt nun aber nicht, dass wir den Hunger unterdrücken oder gar ignorieren müssen, denn er hat uns ja über Tausende Jahre der Menschheitsgeschichte das Überleben gesichert. Vielmehr lädt uns diese Kenntnis dazu ein, bewusst mit dem Hunger umzugehen. Das heißt, dass wir uns mit dieser Kenntnis dem schnellen Hunger und Appetit stellen und uns unbewussten Verlockungen zur überschüssigen Nahrungsaufnahme erwehren können. Möglicherweise liegt also der Schlüssel zur Gewichtskontrolle gerade in dem Verständnis, wie das Hungerhormon wirkt.

Einer amerikanischen Studie* zufolge macht ein voller Magen deshalb glücklich, weil die Ausschüttung des Hormons Ghrelin die Freisetzung von Glücksgefühlen bewirkt. Dieser Effekt wird auch als antidepressive und anxiolytische Wirkung bezeichnet. Nach der Nahrungsaufnahme sinkt allerdings der Ghrelinspiegel ab, und damit geht auch die antidepressive Wirkung des Ghrelins zurück. Versucht man dem fehlenden Glücksgefühl nun über die Nahrungsaufnahme entgegenzuwirken, endet man durch überschüssige Nahrungsaufnahme im Übergewicht. Übergewichtige versuchen, sich häufig durch das Essen wieder unbewusst glücklich zu machen. Es beginnt eine verhängnisvolle Spirale, oder besser gesagt, man begeht im wahrsten Sinne des Wortes einen schwerwiegenden Fehler. Wird einem endlich irgendwann das Übergewicht schließlich bewusst, endet dies häufig in Frustration.

*(B. O. Yildiz, M. A. Suchard, M. L. Wong, S. M. McCann, J. Licinio: »Alterations in the dynamics of circulating ghrelin, adiponectin, and leptin in human obesity.« In: *Proc. Natl. Acad. Sci. U.S.A.* 101, Nr. 28, 2004, S. 10434–10439)

Übergewichtig durch Kummer und Stress

Wird diese Logik zu Ende gedacht, liegt der Zusammenhang zwischen Depressionen, Sorgen und Kummer oder chronischem Stress und der Neigung zu Übergewicht klar auf der Hand, und Essstörungen sind vor diesem Hintergrund besser zu verstehen. Diese Zusammenhänge wurden in den letzten Jahren durch Studien belegt.* Das Ergebnis: Menschen, die ständig essen, haben einen niedrigeren Ghrelinspiegel und neigen daher auch mehr zu Angst und Depressionen. Eine längere Nahrungspause kann also positiv sein, denn ein leerer Magen macht tatsächlich langfristig glücklicher als ein voller Bauch. Hätte dies der Religionsführer Buddha damals schon gewusst, hätten wir ihn heute wohl statt mit einem prallen Bauch mit einer schlanken Figur in Erinnerung.

Auch Schlafmangel kann die Ausschüttung des Hungerhormons Ghrelin auf Dauer verstärken. Wer zu wenig schläft, läuft ebenfalls Gefahr, Hunger zu verspüren, obwohl der Körper noch über genügend Nährstoffe verfügt. Gesunder und ausreichender Schlaf ist somit ein wichtiger Baustein und Voraussetzung für eine erfolgreiche Gewichtsabnahme und Gewichtssteuerung. Nebenbei stellt der Schlaf eine natürliche Karenzzeit für die Nahrungsaufnahme dar. Kurzfristig fasten wir alle im Schlaf.

*(Michael Lutter, Ichiro Sakata, Sherri Osborne-Lawrence, Sherry A. Rovinsky, Jason G. Anderson, Saendy Jung, Shari Birnbaum, Masashi Yanagisawa, Joel K. Imquist, Eric J. Nestler, Jeffrey M. Zigman: »The orexigenic hormone ghrelin defends against depressive symptoms of chronic stress.« In: *Nature Neuroscience,* 11, 2008, S. 752–753)

Ghrelin und die Körpergröße

Neben der Steuerung des Hungers übernimmt das Hormon Ghrelin auch noch eine wichtige Aufgabe als Botenstoff, der die Abgabe des Wachstumshormons in der Hypophyse reguliert. Es ist daher kein Zufall, wenn manche Menschen mit eher geringerer Körpergröße zu Übergewicht neigen. Diese Menschen werden ihrem äußeren Erscheinungsbild nach als pyknischer Typ bezeichnet. Überernährung kann die Ausschüttung des Wachstumshormons reduzieren. Man sollte daher kleinwüchsige Kinder nicht in der Hoffnung, ihr Wachstum anzuregen, überfüttern. Das Gegenteil ist der Fall.

Eine moderate Nahrungsaufnahme mit entsprechenden Essenspausen verstärkt das Wachstum. In der Kindheit übernimmt der Schlaf hier eine besondere Regulation. Im Schlaf ist der Ghrelinspiegel erhöht. Damit reguliert der Schlaf das Wachstumshormon.* Kinder mit gesundem Schlaf können ihr Wachstumspotenzial besser ausnützen. Es ist daher klar, dass schlafraubende »Unterhaltung« wie aufregende Kriminalfilme oder Videospiele am Abend für die gesunde Entwicklung und das Wachstum von Kindern schädlich ist.

*(M. Kojima, H. Hosoda, Y. Date, M. Nakazato, H. Matsuo, K. Kangawa: »Ghrelin is a growth-hormone-releasing acylated peptide from stomach.« In: *Nature*. 402, Nr. 6762, Dezember 1999, S. 656–660)

Leptin – der Sattmacher

Leptin hemmt das Auftreten von Hungergefühlen und spielt eine wichtige Rolle bei der Regulierung des Fettstoffwechsels. Hat der Körper genügend Nährstoffe aufgenommen, signalisiert das Hormon Leptin Sättigung und unterdrückt das Verlangen nach weiterer Nahrung. Reagiert das Gehirn nicht mehr auf das Hormon, spricht man von Leptinresistenz. Dabei büßt Leptin seine zentrale Steuerungsfunktion ein. Der hungerhemmende Einfluss auf andere Hormone im Hypothalamus ist verloren gegangen, und das sogenannte Neuropeptid Y verliert seine negative Rückkoppelung. Es kann dadurch ungehindert den Appetit stimulieren, während der Organismus in eine Art Energiesparmodus verfällt.

Um zu erklären, wie es zu dem Phänomen der Leptinresistenz kommen kann, muss man zunächst wissen, dass Leptin hauptsächlich von Fettzellen ausgeschieden wird. Der Leptingehalt ist also immer mit dem Körperfett

Schlank durch Mutterliebe

Eine Forschergruppe des Max-Planck-Instituts in Heidelberg veröffentlichte im Dezember 2011 die Ergebnisse einer Studie an Mäusen, derzufolge intensive mütterliche Fürsorge in den ersten Lebenswochen bei den Mäusesäuglingen die Entwicklung des Neuropeptids Leptin fördert. Im Erwachsenenalter seien diese besser in der Lage, mit Stress und Angst umzugehen. Es kann daher sein, dass die mütterliche Fürsorge einen wesentlichen Einfluss auf die Hungerregulierung auch bei Menschen haben kann.

Quelle: Focus: Frühkindliche Prägung …, 8. Dezember 2011

verbunden. Deshalb neigen Übergewichtige aufgrund der vermehrten Hormonausschüttung in den Bauchfettzellen zu einem erhöhten Leptinspiegel. Merkwürdigerweise führt nicht der hohe Leptinspiegel zu einer Resistenz gegenüber dem Hormon, wie man vielleicht denken könnte. Vielmehr wird die Resistenz durch eine fettreiche Ernährung ausgelöst.

Die Energieeffizienz, also sozusagen der Heizwert der Kalorien, ist ganz entscheidend von der Leptinstimulation abhängig. Möglicherweise haben unterschiedliche genetische Leptintypen einen Einfluss auf die Gewichtsregulation. Das würde auch erklären, warum einige Menschen besonders gute Futterverwerter sind und auch bei relativ geringer Kalorienzufuhr leicht Gewicht zulegen, während andere Menschen so viel essen können, wie sie wollen, ohne viel Gewicht zuzulegen.

Ein weiterer möglicher Auslöser für eine Leptinresistenz könnte Stress, insbesondere zellulärer Stress, sein. Zellulärer Stress führt über das Immunsystem zu einer Erhöhung der Stickstoffkonzentration in Form von Stickstoffmonoxid (NO).

NO ist der Signalgeber und Vermittler einer negativen Interaktion, die zulasten des Stoffwechsels geht und verschiedenen Krankheiten sowie Übergewicht den Weg bereiten kann.*

*(Y. H. Choi, M. Furuse, J. Okumura, D. M. Denbow: *Nitric oxide controls feeding behavior in the chicken.* In: *Brain research.* Band 654, Nummer 1, August 1994, S. 163–166)

Leptinresistenz – wenn die Nerven blank liegen

Im Dauerstress befindliche Menschen leiden sehr oft auch an einer Überaktivierung des sympathischen Nervensystems, was zu Bluthochdruck, Herzrasen und Schlaflosigkeit führen kann. Hauptschuldiger ist hier das Leptin, das den Sympathikus mit dieser Kausalkette stimuliert: Übergewicht – viele Fettzellen – viel Leptin – gestörtes Gleichgewicht der Hormone – Leptinresistenz – kein Sättigungsgefühl mehr – noch mehr Übergewicht – noch mehr Leptin – Aktivierung des Sympathikus durch die hohen Leptinspiegel – Risiko für Bluthochdruck.

Konsequentes Abnehmen jedoch ermöglicht einen Ausstieg aus dieser Krankheitsspirale. Während die Pfunde purzeln, verschwindet nach und nach die Leptinresistenz, das Hormon kann im Körper wieder frei agieren und seine wichtigen Aufgaben im Stoffwechsel und Energiehaushalt wahrnehmen. Da das vegetative System von Alarmbereitschaft und Stress auf Ruhe und Entspannung umschaltet, können sich Puls, Blutdruck sowie viele Stoffwechselparameter normalisieren. Zudem erlangt der Körper seine Fähigkeit zu Regeneration und Erholung zurück.*

*(H. Masuzaki, Y. Ogawa, N. Sagawa, K. Hosoda, T. Matsumoto, H. Mise, H. Nishimura, Y. Yoshimasa, I. Tanaka, T. Mori, K. Nakao: »Nonadipose tissue production of leptin: leptin as a novel placenta-derived hormone in humans.« In: Nature medicine. Band 3, Nummer 9, September 1997, S. 1029–1033, ISSN 1078-8956. PMID 9288733)

Ihr Tipp aus der Praxis!

Leptin lässt sich über eine Blutuntersuchung beim Arzt sehr gut bestimmen. Der individuelle Leptinspiegel ist dabei ein gutes Maß beim Abnehmen, denn die erhöhten Leptinwerte normalisieren sich beim erfolgreichen Abnehmen. Sind die Leptinspiegel aber auch in der Abnehmphase erhöht, bleibt die Gefahr, dass der Stoffwechsel und damit die Kalorienverbrennung reduziert sind und es bei unkontrollierter Nahrungsaufnahme wieder zur Gewichtssteigerung und damit zum Jo-Jo-Effekt kommt. Unkontrolliertes und ungesundes Abnehmen zeigt sich dabei trotz Gewichtsabnahme in stagnierend erhöhten Leptinspiegeln.

Interview

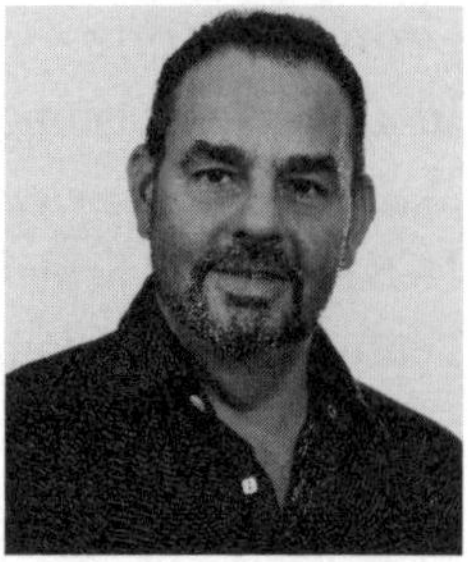

Dr. Urs Gruber, Co-Direktor am Campus zur Weiterbildung im Bereich integrative Medizin, Ebikon, Schweiz

Gibt es Neuigkeiten zum Thema Ernährung und Gesundheit? Wie trägt Ihrer Meinung nach unser Sozialverhalten zu einem gesundheitsschädlichen Essverhalten bei? Wie können wir uns dieser Fallgrube entziehen?

Biologisch angelegte Reaktionen zur gewollten Steigerung der Aktivitäten sind die natürlichste Sache der Welt und haben wohl zum Überleben des Menschen entscheidend beigetragen. Im richtigen Moment davonzurennen und reflexartige Reaktionen waren und sind nach wie vor Überlebensmechanismen des Menschen. Zum Beispiel war dies der Fall, als wir uns noch vor Wildtieren in Sicherheit bringen mussten. Hier könnte man durchaus von einer »gesunden Stressreaktion« sprechen. Steuersysteme des Körpers (Hormonsystem, Nervensystem) versetzen den Körper in kürzester Zeit in die Lage, über einen kurzen Zeitraum außerordentliche körperliche Leistungen zu erbringen. Dafür wurde dieser Mechanismus entwickelt.

Sehen wir auf die heutige Zeit, stellen wir schnell fest, dass die Säbelzahntiger, vor denen wir Reißaus nehmen mussten, verschwunden sind. Stellvertretend für diesen Tiger stehen heute vielmehr Stapel von unerledigten Arbeiten, Zeitdruck für Erledigungen, ein Nicht-genügen-Können und Bewältigungsdruck. Das sind die neuzeitlichen Bedrohungen, vor denen wir allerdings nicht weglaufen können. Insofern kann »die Arbeit«, dieses langsam wachsende Monster, existenzbedrohliche Ausmaße annehmen.

Obschon es uns rational klar ist, dass die heutige Situation weniger akut lebensbedrohlich für uns ist, reagiert der Körper durch seine Anlagen in gleicher Weise, als ob wir wie vor Tausenden von Jahren vor wilden Tieren davonlaufen müssten. Die Hormone steigen an, das Nervensystem ruft seine Höchstleistung ab, die Reparaturarbeiten am Körper werden eingestellt, um sich auf die Flucht vorzubereiten, sämtliche Energien werden auf die scheinbar akute Lebensrettung fokussiert.

Und nun stellen Sie sich vor, dass diese Situation nicht wie früher ein paar Minuten dauert, sondern jeden Tag über mehrere Stunden, Tage oder Monate. Das ist keinesfalls gesund und versetzt den Körper in eine permanente Stresssituation. Heil- und Rekreationsarbeiten, die der Körper sonst vornimmt, können lediglich spärlich erfüllt werden, weil sich der Körper ständig in einer gestressten Fluchtsituation befindet. Angelegte Spurenelemente und Vitamine, die für eine lang anhaltende normale Funktion des Körpers mitverantwortlich sind, werden ausgebeutet. Es entstehen Folgeprobleme, die den Menschen bald in eine Situation bringen, die wir »ausgebrannt« oder eben Burn-out nennen. Das Denken ist in einem Fluchtreflex gefangen, die körperlichen Ressourcen sind aufgebraucht. Der noch richtig funktionierende Körper stellt irgendwann mal auf »tilt«. Es geht nichts mehr. Psychischer Stress macht körperlich krank! Schmerzliche Situationen (»Ich schaffe das nicht mehr« oder »Ich kann das alles nicht mehr erfüllen«) werden zu schmerzhaften Situationen – körperliche Symptome und Zeichen werden manifest – hin bis zu Krankheiten.

Warum tun wir das eigentlich? Und wie reagiert unser Körper auf diesen Dauerstress?

Zeichen wie Schlafstörungen und Erschöpfung nach dem Schlaf, arrhythmisches Verhalten von Organfunktionen wie zum Beispiel Unregelmäßigkeiten im Verdauungssystem, Heißhungerattacken

oder Appetitlosigkeit, unklare Herzunruhe, sexuelle Unlust und viele andere Symptome mehr wollen uns auf unseren falsch eingeschlagenen Weg hinweisen.
Unsere Prägungen haben entscheidenden Einfluss auf unser Verhalten. Wir haben gelernt, was gut ist und was nicht gut ist. Wir wollen gefallen und verstanden werden. Wir wollen dazugehören. Aber – zu was?
Evolutionsbiologisch kennt unser Körper drei Reaktionsmechanismen in »Säbelzahntigersituationen«: den Kampfreflex (sich der Situation erwehren), den »Fluchtreflex« (System verlassen) oder den »Totstellreflex« (Situation akzeptieren). Vielleicht kennen Sie in Reaktionen bei unterschiedlichen Tieren solche Reaktionsmuster in lebensbedrohlichen Situationen. Der Löwe? Das Reh? Der Vogel?

… und der Mensch …?
Dies wären die drei natürlichen Reaktionsmechanismen. Aufgrund der Erziehung und anderer Prägungen wird in unserer Kultur »Fluchtreflex/Situation verlassen« nicht akzeptiert (das tut »man« nicht). Was tun wir stattdessen? Wir »halten die Situation aus« – eine Reaktion, die es in der angelegten Biologie nicht gibt! Aufgrund einer Vorstellung halten wir Situationen aus, statt die Situation zu verändern, die Situation zu verlassen oder die Situation wirklich zu akzeptieren. Hierbei ist zu erwähnen, dass es noch eine weitere akzeptable Situation geben darf: den »Durchhaltereflex«. Der Mensch hat die Fähigkeit, Situationen durchzuhalten, sofern sie – und das ist ganz wichtig – zeitlich begrenzt sind. Der Unterschied zwischen »Aushalten« und »Durchhalten« liegt in der klaren zeitlichen Begrenzung.
Etwas aushalten ohne klare zeitliche Begrenzung ist also ein »Pseudoreflex», der krank macht!
Ohne diesen antrainierten Pseudoreflex würde wohl die ganze Wirtschaft nicht funktionieren. Gewinn ist das oberste Ziel – das

verleiht Druck, der von den Aktionären auf die Leitung und von der Leitung an die Mitarbeiter »durchgereicht« wird. Dieser Druck ist eine der »Säbelzahntigersituationen«, die den »Aushaltereflex« auslösen – zwei künstliche Monster, die einen dramatischen Einfluss auf unsere körperliche und psychoemotionale Gesundheit haben und sich darüber hinaus noch selbst füttern (Krankheit ist mittlerweile ein riesiger Wirtschaftszweig).

Und doch gibt es Menschen, die diese Situationen besser »aushalten« als andere. Was ist ihr Geheimnis? Vielleicht die Resilienz?
Frei übersetzt ist Resilienz die Fähigkeit, Krisen und Rückschläge als Anlass für die eigene Weiterentwicklung zu nehmen. Diese Krisen können körperlich (Krankheit/Kranksein), psychisch (Selbstvertrauen, Selbstbewusstsein, spirituelle Weiterentwicklung) oder psychosozial (Beziehungsthemen) bedingt sein. In der Förderung der Resilienz geht es darum, die bio-psychosoziale Widerstandskraft auf eine gesunde, erweiterte Ebene zu heben. Umso bedeutsamer ist es, die Resilienzphasen selbst zu erkennen und positiv zu beeinflussen.
Eine hohe Resilienz kann also als bedeutsame »Problembewältigungsgrundlage« der Gesundheit bestens dienen. So wäre es an der Zeit, die psychoemotionale Befindlichkeit und die Resilienz im Rahmen von Nahrungs- und Ernährungstheorien mit hineinzudenken.

Das Sexualhormon Östrogen

Neben Ghrelin und Leptin gibt es weitere Hormone, die ebenfalls für eine ungewollte Gewichtszunahme und die damit einhergehenden gesundheitlichen Probleme verantwortlich sind. Hormone können einerseits den Fettabbau erschweren und sogar den Stoffwechsel verlangsamen. Andererseits verstärken Fettzellen wieder die Hormonwirkungen, wie wir gleich sehen werden. Hormonelle Stoffwechselstörungen wie zum

Beispiel das polyzystische Ovarialsyndrom begünstigen den Hüftspeck bei Frauen. Hinter dem monströsen Wortgebilde steckt eine Überproduktion des Hormons Testosteron in den Eierstöcken. Aber auch eine Östrogendominanz kann die Gewichtszunahme und ein allgemeines Unwohlsein fördern. Östrogene sind weibliche Sexualhormone und gehören zu den Steroidhormonen. Sie sind verantwortlich für eine Vielzahl wichtiger Körperfunktionen, und zugleich können sie für verstärkte Wassereinlagerungen und zum Aufbau von Fettspeichern sorgen. Auch Männer produzieren kleine Mengen an Östrogen in den Hoden. Dort wird ein kleiner Teil des Testosterons in Östrogen umgebaut. Unter Umständen kann es daher bei Männern ebenfalls zu einem Östrogenüberschuss kommen. Typische Beschwerden sind unter anderem das Wachstum der männlichen Brust, ein runder Bauch, die sonst eher für Frauen bekannte Neigung zum Hüftspeck und verringerter Bartwuchs – sozusagen eine Verweiblichung des männlichen Organismus, die noch weitaus gefährlichere Folgen haben kann, wie etwa Osteoporose und Prostatavergrößerungen. Übrigens verstärkt regelmäßiger Alkoholkonsum diese Tendenz bei Männern. Ein, zwei Flaschen Bier am Abend machen da auf das Jahr verteilt beispielsweise gerne einmal drei bis fünf Kilo Zusatzgewicht aus, das sich auf die Hüften als Rettungsring legt. Das Problem Hüftspeck sieht man(n) im Spiegel nicht so schnell, und so kann er über das Jahr unbemerkt wachsen.

Während solche Probleme früher eher ausnahmsweise vorkamen und eine Rarität darstellten, treten in den zurückliegenden Jahren diese Fälle gehäufter auf. Schuld daran ist die schleichende, aber deshalb nicht weniger dramatische Östrogenisierung unserer Umwelt.

Unser Trinkwasser – Quelle für Impotenz?

Xenoöstrogene – so werden nicht körpereigene, künstliche Hormone genannt, die durch die Umwelt in den Körper gelangen. Die Quellen der Xenoöstrogene findet man zum Beispiel in unserem Trinkwasser. Dort vereinen sich Masthormone, also Östrogene aus der Massentierhaltung, mit den Pestizideinträgen aus den Ackerböden und den Ausscheidungen von Antibabypillen einnehmenden Frauen zu einem Östrogencocktail, der es in sich hat. Zwar beruhigt uns das Bundesumweltamt: Hormonell aktive Stoffe seien bisher nirgendwo in Konzentrationen gefunden worden, die Anlass zur Besorgnis geben würden. Tatsache aber ist: Eine verweiblichende Wirkung der Hormone wurde im Tierreich längst beobachtet, und Nachweise, gerade im Fischsegment, gibt es viele. In Berliner Flüssen wurde beispielsweise die Feminisierung von Forellen nachgewiesen. »Statt strammer Fischjungs nur noch impotente Schwächlinge«, warnt das Anglermagazin *Esox* und schlägt Alarm: »Sterben unsere Fische aus?« Bei den in der Nähe des Klärwerks lebenden Fischen wurden die männlichen Forellen fast vollständig eliminiert. Es gibt fast nur noch Weibchen. Zu einem ähnlichen Ergebnis kamen Wissenschaftler bei der Untersuchung von Brassen im Rhein. Auch in den USA wurde die Metamorphose vom Männchen zum Weibchen bei Fischen untersucht. Dabei wurden kleine Mengen Östrogen einem Teich mit Goldelritzen (eine Abart des Goldfisches) zugesetzt. Schon nach dem ersten Sommer begannen die männlichen Fische, ein Protein zur Eiproduktion zu bilden. Nach einem weiteren Jahr war ihre Spermienproduktion massiv eingeschränkt. Kurze Zeit später fabrizierten die männlichen Fische Eier! Allerdings gibt es keine verlässlichen Aussagen darüber, welche Auswirkungen der Östrogeneintrag im Trinkwasser auf die Zeugungsfähigkeit beim Menschen hat. Warum eigentlich nicht?

Östrogene im Plastik – PET-Flaschen machen weiblich

Doch nicht nur im Trinkwasser lauern die für den männlichen Organismus schädlichen Xenoöstrogene. Sogenannte endokrine Disruptoren ähneln dem weiblichen Sexualhormon und werden vor allem in der Kunststoffindustrie verwendet – zum Weichmachen oder Härten des Kunststoffs. Beim Auslaugen der hormonähnlichen Substanzen gelangen diese in die Cola oder ins Mineralwasser.

»Die östrogene Belastung von Wasser aus PET-Flaschen ist in etwa doppelt so hoch wie bei Wasser aus Glasflaschen«, so Martin Wagner aus dem Forscherteam der Frankfurter Goethe-Universität. Und ein schockierendes Fazit dazu liefert der Projektleiter Jörg Oehlmann: »Wir mussten feststellen, dass Mineralwasser hormonell betrachtet in etwa die Qualität von Kläranlagenabwasser aufweist.«

Hormonaktives Fett durch Stress

Zur Störung des hormonellen Gleichgewichts bei Männern und Frauen tragen aber auch andere xenogene Faktoren bei, etwa mit Pestiziden behandeltes Obst und Gemüse oder Kosmetika. Und wie neueste Forschungsergebnisse zeigen, können auch Stressfaktoren zu hormonellem Ungleichgewicht führen – vor allem, wenn der Alltag langfristig unter Stresseinwirkung steht. Zusammen mit den Einflüssen aus der Umwelt verändert sich dann zunächst das Hormongleichgewicht des Körpers, und es findet eine Östrogenisierung statt, ohne gleich zu einer bekannten Krankheit zu führen. Fehlernährung begünstigt diese Tendenz noch.

Bei der Östrogenisierung wird das Gleichgewicht der Sexualhormone zugunsten der vermehrten Bildung weiblicher Östrogenhormone angeregt, was wiederum die Bildung von Fettdepots begünstigt. Bei Männern wirkt dieser Effekt doppelt schwer. Ihre natürliche Testosterondominanz verliert mit zunehmendem Alter an Gewicht, der Körper dagegen gewinnt an Gewicht. Es bilden sich damit leichter Fettdepots. Testosteron baut die Energie verbrennende Muskulatur auf, Östrogen trägt mehr zu den Rundungen bei. Fettdepots können sich an verschiedenen Körperstellen bilden. Bei Frauen ist besonders das sogenannte subkutane Fettgewebe unbeliebt, das zu unattraktiver Cellulite im Hüft- und Oberschenkelbereich führen kann. Diese Art der Fettanlagerung wird im Volksmund Birnentyp genannt. Reichert sich Fettgewebe eher in der Bauchregion an, spricht man dagegen vom Apfeltyp. Das unter der Bauchdecke angereicherte Fettgewebe dieses Typs ist besonders hormonaktiv und verlangt nach mehr! Es schüttet weitere Botenstoffe aus, die wie Hormone zur weiteren Fettanlagerung führen sollen. Der Stoffwechsel wird in der Weise beeinflusst, dass der Energieverbrauch auf Energiesparen geschaltet wird. Befindet man sich einmal in diesem Kreislauf, ist es schwer, hier wieder auszusteigen. Langfristig beeinflussen die Fettzellen sogar die Hormondrüsen und damit unser unbewusstes Essverhalten. Auf diese Weise meldet der Körper Hungergefühle, selbst wenn noch genügend Nährstoffe vorhanden sind. Dieser Heißhunger lässt uns eher zu fetthaltigen Lebensmitteln greifen, zumal uns die Werbung noch dazu verführt. Bei Appetithäppchen dieser Art freuen sich die Fettzellen des Körpers auf Nachwuchs. Das Schlimme daran: Je weniger man isst, um den zunehmenden Fettansatz auszugleichen, desto stärker wird der Heißhunger bei reduziertem Energieverbrauch und einem Soffwechsel im Sparmodus. Ein Teufelskreis.

Das Hormon der guten Laune – Serotonin

»Liebe geht durch den Magen«, sagt man. Anscheinend ist unser Verdauungsorgan ein Ort vieler Gefühle. »Das schlägt mir auf den Magen« oder »Schmetterlinge im Bauch haben« sind andere Ausdrucksformen für die Tatsache, dass unser vegetatives Nervensystem stark am Verdauungsvorgang beteiligt ist. Der Stoff, der hierfür verantwortlich ist, nennt sich Serotonin. Serotonin ist allgemein als Glückshormon bekannt. Es handelt sich dabei aber auch um einen Botenstoff des Darm-Nerven-Systems und

Auch der Darm spielt mit

Neueste Erkenntnisse aus der Tierforschung lassen vermuten, dass unser Verdauungsorgan diese veränderte Situation unterstützt. Auch die Verdauung kann sich damit langfristig auf den Sparmodus einstellen. Das scheint allerdings nicht unbedingt spürbar mit einer Veränderung der Darmmotilität zu erfolgen. Vielmehr sind an diesem Prozess die vielen Millionen Mitbewohner unseres Darms, die Darmbakterien, beteiligt. In jedem gesunden Darm wohnen Hunderte von Millionen Darmbakterien (Symbionten), die sich in ihrer Zusammensetzung auch auf die Kalorienzufuhr einzustellen scheinen. So hat man beispielsweise in Laborversuchen nachgewiesen, dass man mit der Verpflanzung von Bakterien aus dem Darm dicker Mäuse in den Darm schlanker Mäuse dazu beiträgt, dass die zunächst schlanken Mäuse auch schneller an Gewicht zulegen. Die Schlussfolgerung: Anscheinend kann die Darmflora damit auch das gesamte Stoffwechselverhalten beeinflussen. Hierzu haben wir einen bekannten Darmforscher befragt. Mehr hierzu ab Seite 121.

des Herz-Kreislauf-Systems. Neue Forschungen lassen darüber hinaus vermuten, dass Serotonin auch sehr wichtig für den Stoffwechsel und somit entscheidend an der Energieverbrennung im Körper beteiligt ist. Wie hängt das zusammen? Kann man Serotonin auch essen? Und wie beeinflusst das Serotonin das Wohlbefinden und das vegetative Gleichgewicht? Was hat Serotonin mit Gewichtsreduktion zu tun? Und reagiert das körpereigene Serotonin auf Stressbelastungen?

Hormone sind letztendlich Botenstoffe des Körpers, die an bestimmten Organen andocken und dort eine Folgereaktion auslösen können. Für Serotonin sind beim Menschen zurzeit allein 14 verschiedene Serotoninrezeptoren bekannt, die in den unterschiedlichsten Organsystemen (zum Beispiel Gehirn, Dünndarm, Gefäße, Lunge, Blutplättchen) für die Steuerung verschiedener physiologischer Funktionen verantwortlich sind. Serotonin ist tatsächlich ein uralter, universeller Botenstoff, der sich schon bei den einfachsten Lebewesen findet und damit in der Natur sehr verbreitet und von großer Bedeutung ist. Dieser Überträger gehört zu den ersten Hormonen, die bereits im Mutterleib beim Ungeborenen Signalfunktionen übernehmen. Serotonin signalisiert dem Ungeborenen Geborgenheit, Sicherheit und Verbundenheit. Kein Wunder, dass wir als Erwachsene ständig hinter diesem Botenstoff her sind. Er ist wichtig, um sich glücklich zu fühlen und um Positivität empfangen und weitergeben zu können. Geht dieses Signal in der Jugend oder im späteren Leben verloren, fehlen positive Impulse, die ein glückliches Leben ausmachen. Die pränatale Prägung durch unsere ersten Glücksmomente im Mutterleib ist eine starke Motivation, dieses Hormon im Leben ständig zu suchen.

Trübsal im Gehirn – Serotoninmangel

Der Serotoninspiegel ist für unsere Stimmung verantwortlich. Sinkt er oder überwiegt der Serotoninabbau gegenüber dem -aufbau, hat das Folgen für unser inneres Gleichgewicht und unsere Stimmung. Serotoninmangel begünstigt depressives Verhalten! Ein ausreichend hoher Serotoninlevel dagegen hilft uns, Stress und Sorgen des Alltags besser zu begegnen und sie zu bewältigen. Denn Stress verbraucht Energie. Serotonin übernimmt wichtige Funktionen im vegetativen Nervensystem, um die verbrauchte Energie wieder aufzufüllen. Außerdem sorgt Serotonin als Baustoff des Ruhehormons Melatonin für einen gesunden und erholsamen Schlaf. Im Tiefschlaf können wir uns von den Anstrengungen des täglichen Leistungspensums erholen. Das gelingt aber nur, wenn wir genügend Serotonin und letztendlich auch das Folgehormon Melatonin aufbauen können.

Ständiger Stress und eine körperliche Überforderung sind daher keine guten Voraussetzungen für einen ausreichenden Serotoninaufbau. Viele Menschen haben schon an sich bemerkt, dass Leistung bis zu einer bestimmten Grenze beflügeln kann. Der Erfolg ist dann motivierend. Kommt aber die innere Uhr aus dem Gleichgewicht, kann auch eine gewisse Leere entstehen. Lustlosigkeit und vermehrte Müdigkeit machen sich breit. Das kann dazu führen, dass sich letztendlich ein Zustand der Kraftlosigkeit bemerkbar macht, bei dem augenscheinlich nichts mehr geht. Neudeutsch heißt das: Burn-out – einer der am häufigsten benutzten Begriffe dieses Jahrzehnts. Die Software des Körpers ist dabei im wahrsten Sinne des Wortes blockiert. Viele Organfunktionen sind wenig oder nur schlecht abrufbar. Ein medizinischer Check zeigt dabei jedoch völlig normale Werte im Labor. Der Körper ist dabei insgesamt auf Ruhe programmiert und benötigt eigentlich nur eines: Entspannung, innere Harmonie und Ausgeglichenheit. Kurz: Er benötigt mehr Serotonin.

Wenn Serotonin so wichtig für unser Wohlbefinden ist, was können wir dann tun, um genügend davon zu haben?

Kann man sich vielleicht glücklich essen? Wie beeinflusst unser Essverhalten überhaupt den Aufbau dieses Glückshormons? Die Antwort ist schnell gefunden: Man kann natürlich Serotonin nicht direkt essen, aber durch die Ernährung für ausreichende Vorstufen sorgen oder das persönliche Verhalten dahingehend gestalten, dass ein ausreichender Serotoninspiegel möglichst lange erhalten bleibt.

Bildung des Serotonins und seiner Vorstufen

Serotonin wird aus der Aminosäure L-Tryptophan über die Zwischenstufe Hydroxytryptophan, das vom Körper aufgenommen werden kann, schon in der Darmschleimhaut aufgebaut. Von dort leiten Blutzellen – die Thrombozyten – das Serotonin in den Organismus.

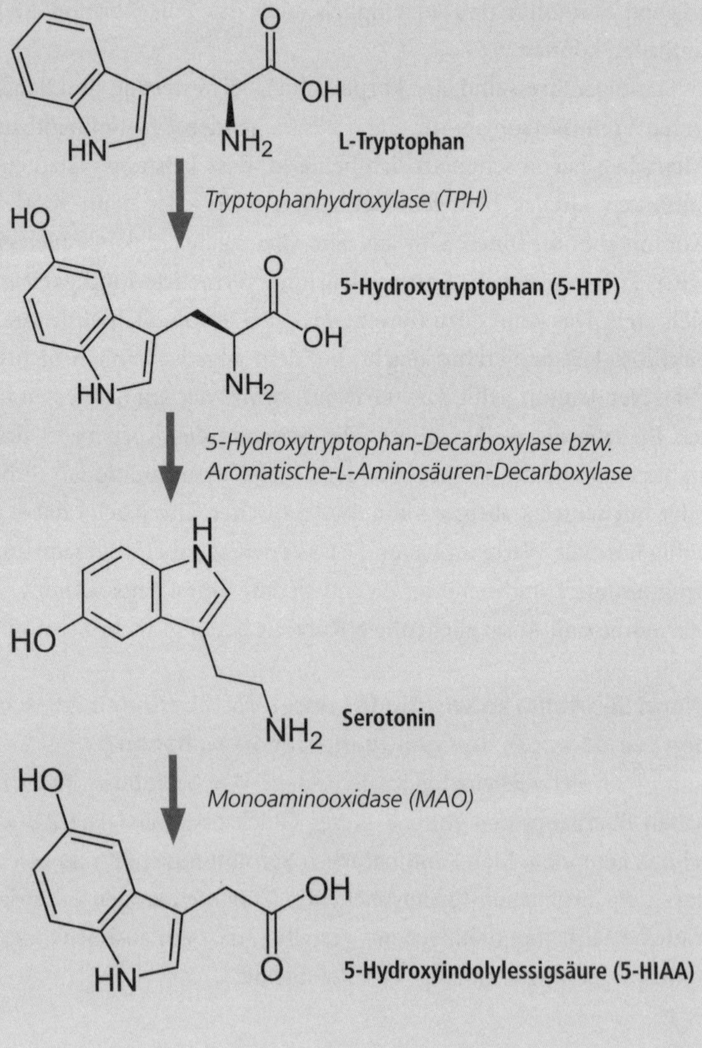

Serotoninfabrik Darm

Die enge Verbindung zwischen einer gesunden Verdauung und dem körperlichen Wohlsein wird dann verständlich, wenn man weiß, dass 98 Prozent des gesamten Serotoninvorrats des Körpers im Darm gebildet werden. Der Prozess der Serotoninbildung vollzieht sich schon in der Darmschleimhaut. Von dort nehmen Blutzellen das Serotonin auf, und das Hormon beginnt so seine Reise durch den Körper. Bei entzündeter oder irritierter Darmschleimhaut wird der Prozess zur Serotoninbildung schon in den ersten entscheidenden Schritten gebremst, weshalb Menschen mit einem Reizdarm auch häufig über typische Serotoninmangelsymptome wie etwa Leistungsabfall, depressive Verstimmung, Schlafstörungen und Müdigkeit klagen.

Serotonin ist darüber hinaus stark an der Darmperistaltik beteiligt, einem für die Verdauung wichtigen und notwendigen Vorgang. Sehr hohe Serotoninspiegel im Darm können die Darmperistaltik anregen und zu Durchfall oder Erbrechen führen.

Häufig finden in unserem Körper über einen längeren Zeitraum hinweg unbemerkt Entzündungsprozesse statt. Insbesondere der Darm ist von diesen schleichenden entzündlichen Prozessen betroffen. Um diesen Prozessen entgegenzuwirken, wird im Organismus das Serotonin in eine andere Substanz – die Aminosäure Kynurenin – verwandelt. Für die Bildung von Kynurenin wird wiederum Tryptophan benötigt, was bedeutet, dass die Serotoninbildung eingeschränkt oder unmöglich wird, wenn der Organismus Entzündungen bekämpft.

In Stresszuständen schlägt der Körper zumeist ebenfalls diesen Stoffwechselweg ein. Dies ist der Grund, weshalb ungesunder Dauerstress zu Serotoninverarmung führen kann. Der Körper opfert in Stressphasen sein wichtiges Serotonin, um sich besser schützen zu können. Da beide Überträgerhormone aus der Aminosäure L-Tryptophan gebildet werden, muss sich der Körper jeweils für einen Stoffwechselweg entscheiden. (siehe Grafik S. 82.)

Zusammenfassend ist festzustellen, dass es bei chronischen Entzündungen im Körper oder in Stresszuständen zu einer mangelnden Sero-

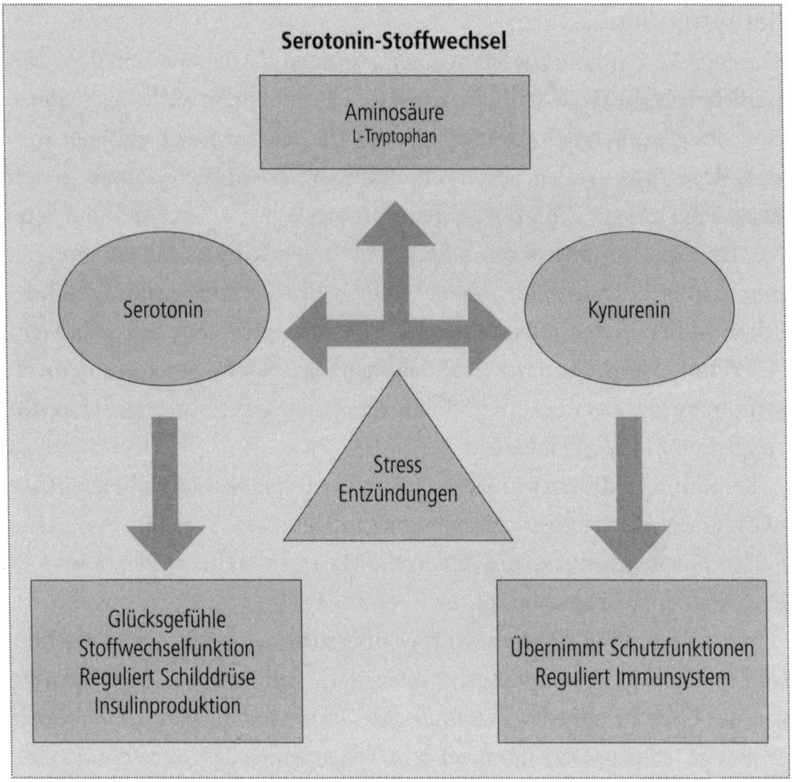

Serotonin-Stoffwechsel: positiv oder negativ? Der Stressfaktor entscheidet!

toninversorgung kommen kann. Solche Entzündungen können spürbar und klassisch mit Schmerzen oder sogar Fieber einhergehen, viel häufiger jedoch verlaufen sie unbemerkt. Letztere werden in der medizinischen Wissenschaft auch als *silent inflammation* bezeichnet. Eine solche stille Entzündung nachzuweisen ist nicht immer einfach. Viele Menschen sind sich sogar häufig ihrer stillen Entzündung nicht bewusst.

Antidepressiva – bedenkliche Helfer aus der Pharmaküche

Depressionen sind mittlerweile zur Volkskrankheit geworden. Stimmungsaufheller und Medikamente gegen Depressionen sollen die leidende Psyche wieder ins Gleichgewicht bringen. Sind sie dabei wirklich erfolgreich, und wie wirken Antidepressiva überhaupt?

Medikamente aus der Reihe der Serotonin-Wiederaufnahme-Hemmer (SSRI) und tryzyklische Antidepressiva sollen verhindern, dass das ausgeschüttete Serotonin von den Nervenzellen des Gehirns zu schnell wieder aufgenommen wird. Sie wirken also antidepressiv. Die Wirkung ist sehr unspezifisch und beeinflusst auch weitere Funktionen des Serotoninhaushaltes. So kommt es nicht selten zu unerwünschten Nebenwirkungen. Zu den häufigsten gehören Störungen der Sexualfunktionen, Übelkeit und Durchfall oder Schlaflosigkeit. Die Einnahme während einer Schwangerschaft erhöht das Risiko von Fehlbildungen. Eine Nebenwirkung – die wichtigste – stand und steht bisher nicht auf dem Beipackzettel: Das Serotonin wird zwar im synaptischen Spalt vermehrt, der Körperbestand an Serotonin nimmt jedoch ab. Die Depression wird dabei also zwar unterdrückt – was in schweren Fällen oder gar bei Selbstmordneigung auch unbedingt notwendig ist –, die Ursache der Depression wird jedoch nicht beseitigt, sondern unter Umständen sogar verstärkt.

Big Deals – die Milliardengeschäfte mit Psychopharmaka

Laut einer in England durchgeführten Studie haben sich die Kosten für Psychopharmaka zwischen 1998 und 2010 um durchschnittlich 4,9 Prozent im Jahr erhöht (eine Steigerung um insgesamt 63,7 Prozent), während die Kosten von anderen verschreibungspflichtigen Medikamenten um nur 2,6 Prozent jährlich stiegen (insgesamt um 33,8 Prozent).
Diese Zahlen sind in etwa auf den Weltmarkt übertragbar, und damit ist der Psychopharmaka-Markt weltweit finanziell sehr gut aufgestellt.
Der globale Antidepressiva-Markt wurde im Jahr 2011 auf 11 900 000 000 US-Dollar geschätzt und hat eine jährliche Wachstumsrate von 1,7 Prozent. Der Markt wird bis 2018 voraussichtlich einen Umsatz von rund 13 400 000 000 US-Dollar erreichen, mit einer Erhöhung des Jahresumsatzes um 1,8 Prozent, so die Schätzungen.

Interview

Dr. Zdenka Badal, Neurologin, Expertin für Präventionsmedizin

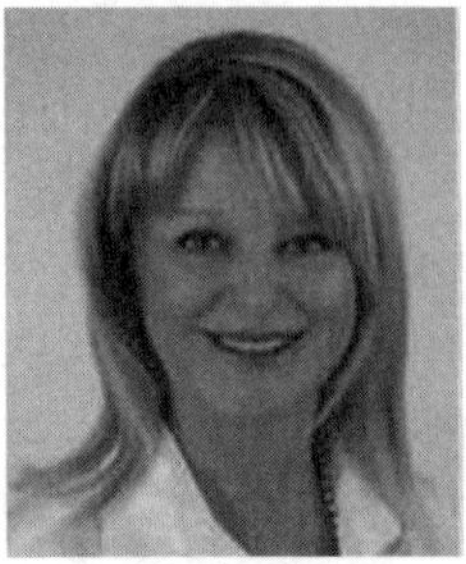

Dr. Badal, viele Menschen haben Angst vor einer Gewichtszunahme bei Einnahme bestimmter Medikamente wie etwa Psychopharmaka. Können Sie uns dazu etwas sagen?
In der Tat führt eine medikamentöse Therapie mit Antidepressiva und Antipsychotika häufig zu einer unerwünschten Gewichtszunahme. Insbesondere eine Störung des Serotonin- und Dopaminstoffwechsels bei depressiven Erkrankungen und deren Therapie spielen eine bedeutende Rolle bei der Vermittlung des Sättigungsgefühls und damit einer Appetitkontrolle. Als Ursache der Appetitsteigerung wird eine Interaktion von Psychopharmaka mit verschiedenen Rezeptoren im Gehirn vermutet. Eine längere Therapie mit Antidepressiva kann sogar ein Risiko für eine Erkrankung an Diabetes mellitus Typ 2 erhöhen. Eine Veränderung des Essverhaltens mit deutlicher Appetitsteigerung wird häufig auch bei einer Therapie mit Antikonvulsiva beobachtet, also mit Medikamenten, die bei Epilepsie angewendet werden oder im Rahmen einer Schmerztherapie gegen Polyneuropathie oder Migräne. Es gibt somit zahlreiche Medikamente, die eine Gewichtszunahme auslösen können.

Was raten Sie Menschen, die aufgrund von Medikamenteneinnahme Gewichtsprobleme haben?
Das ist nicht einfach. Eine Gewichtszunahme durch Medikamenteneinnahme lässt sich nicht völlig aus der Welt schaffen. Sie lässt sich aber eventuell durch eine stärkere Überwachung der Thera-

pie minimieren. Gegebenenfalls sollte vielleicht auch an alternative Möglichkeiten zur Medikamenteneinnahme gedacht werden.

Wie beurteilen Sie den Erfolg von »Abnehmpillen« und Appetitzüglern beim langfristigen Abnehmen?
Bei der langfristigen Einnahme solcher Hilfsmittel sind unerwünschte Nebenwirkungen nicht wirklich auszuschließen. Sie sollten allenfalls nur kurzfristig eingesetzt werden, um die negativen Nebeneffekte zu vermeiden. Auch schädliche Einflüsse auf unser Nervensystem sind ja beschrieben worden. Studien zeigen, dass der Erfolg unter solchen Medikamenten überdies häufig nur die Abnahme weniger Kilos ausmacht. Es lohnt sich doch nicht wirklich, hierfür seine Gesundheit langfristig aufs Spiel zu setzen. Da sollte man eher auf andere Hilfsmittel oder Verhaltensweisen setzen.

Könnten Nahrungspausen vielleicht auch eine sinnvolle Strategie darstellen?
Ganz sicher!

Serotonin – das Hormon und der Stoffwechsel

Dass es einen Zusammenhang zwischen Serotonin und dem Stoffwechsel gibt, wird inzwischen nicht mehr bezweifelt. Laut einer Studie* konnte ein reduzierter Tryptophanspiegel bei Ratten mit insulinabhängigem Diabetes mellitus beobachtet werden. Wenig später konnte diese Beobachtung im Tierversuch auch bei Menschen bestätigt werden.** Das heißt, der Insulinspiegel beeinflusst den Tryptophantransport.
*(Manjarrez-Gutierrez et al., *Rev Invest Clin.* 1999 Sep–Oct; 51(5): 293–302) **(J. Horácek, M. Kuzmiaková, C. Höschl, M. Anděl, R. Bahbonh: »The relationship between central serotonergic activity and insulin sensitivity in healthy volunteers.« In: *Psychoneuroendocrinology.* 1999; 24(8): 785–97)

Offenkundig ist die Serotoninverfügbarkeit im Nervensystem eng mit dem Insulinangebot verbunden, da Serotoninmangel die Insulinausschüttung fördert. Insulin ist ein Hormon der Bauchspeicheldrüse, das den Blutzuckerspiegel reguliert. Durch den Konsum von Kohlenhydraten, die eine Ausschüttung dieses Hormons auslösen, lässt sich auch der Serotoninspiegel erhöhen. Das mag auch eine Erklärung für den oft beklagten Süßhunger sein. Das Gehirn verlangt eigentlich nach Serotonin und nützt die Insulinausschüttung, um das Hormon besser aufzunehmen. Über die Insulinausschüttung sinkt der Blutzuckerspiegel zunächst, was viele Menschen dazu antreibt, Süßes zu sich zu nehmen. Leider führt dieser Süßhunger in der Folge auch zu einer erhöhten Kalorienaufnahme und kann letztendlich der Wegbereiter für Übergewicht sein.

Außerdem scheint sich ein Serotoninmangel auch negativ auf den Stoffwechsel der Schilddrüse auszuwirken. Der Grund hierfür liegt darin, dass Serotonin auch die Aktivierung der Schilddrüsenhormone beeinflusst. Bei einem Serotoninmangel wird ein bestimmtes Hormon, das 5'-Deiodinase, nicht ausreichend aktiviert. Die Konsequenz: Die Schilddrüse, eines unserer wichtigsten Drüsenorgane, das unzählige Stoffwechselvorgänge mit reguliert, kann aus dem inaktiven Schilddrüsenhormon T4 nicht ausreichend das aktive Hormon T3 bilden.

Bereits seit Langem ist ja bekannt, dass Schilddrüsenunterfunktionen häufig mit depressiven Stimmungen verbunden sind. Was hier nun Ursache und Wirkung ist, lässt sich nicht immer gut unterscheiden. Allerdings ist die geschwächte Serotoninwirkung bei Schilddrüsenunterfunktion hinreichend in der Literatur belegt.

Übergewicht und Serotonindefizit

Fehlt Serotonin, hat das im wahrsten Sinn des Wortes schwerwiegende Konsequenzen. Denn ein Zuwenig des Happy-Hormons bringt die Nerven aus dem Gleichgewicht und kann sogar depressive Verstimmungen auslösen. Nun neigen viele Menschen dazu, ihre Psyche durch orale Befriedigung wieder ins Lot zu bringen, und Schokolade & Co. sollen dabei helfen, die Kümmernisse zu vertreiben.

Durch die enge Verbindung und wechselseitige Einflussnahme von Serotonin- und Schilddrüsenhormonstoffwechsel nimmt bei Serotoninmangel auch die Schilddrüsenfunktion immer mehr ab. Dies wiederum verringert die Energieverbrennung. Ergebnis: Wir legen an Gewicht zu, werden unzufrieden und versuchen, dieser Unzufriedenheit mit der Aufnahme von überflüssigen Nährstoffen zu begegnen, was den Serotoninspiegel und damit den Stoffwechsel beeinflusst. Ein Teufelskreis, dem nur schwer zu entkommen ist.

Ihr persönlicher Glückstest

Leiden Sie unter Serotoninmangel? Das ist gar nicht so selten. Machen Sie doch einfach einen kurzen Selbsttest. Wenn Sie folgende Fragen bejahen, liegt möglicherweise bei Ihnen ein Serotonin-Mangelsyndrom vor:

- Leiden Sie unter Schlafstörungen? Durchschlafstörungen sind hier bedeutsamer als Einschlafstörungen, bei denen häufig ein Mangel an Melatonin besteht.
- Fühlen Sie sich manchmal niedergeschlagen und antriebslos, ohne dass ein besonderer Grund dafür besteht? Denken Sie manchmal, dass Sie depressiv sind?
- Haben Sie gelegentlich Heißhungerattacken? Treten diese besonders abends oder sogar nachts auf? Und besteht besonders ein Heißhunger nach Süßem?

Auswertung

Keine der Fragen mit Ja beantwortet:

Hormonell gesehen sind Sie ein Glückskind, denn Ihre Serotoninspeicher sind voll – Körper, Geist und Seele sind somit bestens versorgt.

Eine oder zwei Fragen mit Ja beantwortet:

Ein latenter Serotoninmangel kann vorliegen. Achten Sie auf eine ausgewogene Ernährung, Nahrungspausen, Bewegung an der frischen Luft, genügend Schlaf und Entspannung.

Alle drei Fragen mit Ja beantwortet:
Ein Serotoninmangel ist sehr wahrscheinlich. Ein Besuch beim Arzt verschafft Ihnen Klarheit.

Serotoninmangel wird häufig auch von anderen Symptomen begleitet. An einen Serotoninmangel und dessen Behandlung ist bei folgenden Beschwerden zu denken:
Reizdarm: Hier lohnt sich ein Therapieversuch, wenn weitere Symptome der Serotonin-Trias (siehe die drei obigen Fragen) vorhanden sind.
Fibromyalgie: Serotonin ist auch für seine schmerzunterdückende Wirkung bekannt. Bei der Fibromyalgie wird häufig die Bildung von Antikörpern gegen Serotonin beobachtet. Die Vorstufe des Tryptophans in Kombination mit Magnesium, das muskelentspannend wirkt, kann hier helfen.
Migräne: Ein Therapieversuch kann sich lohnen. Allerdings ist wohl eher die vorbeugende Wirkung von Bedeutung. Für eine langfristige Einnahme sollte man jedoch immer den Arzt oder Therapeuten befragen, da dieser die Höhe der Einnahme im Labor überwachen kann.
PMS: Bei einer deutlichen Appetitsteigerung, depressiver Reizbarkeit und/oder Schlafstörungen an den Tagen vor oder während der Periode ist es empfehlenswert, den Serotoninspiegel zu messen und bei einem Mangel auszugleichen.
Angststörungen: Diese psychischen Erkrankungen gehen mit niedrigen Serotoninspiegeln im Nervensystem einher und können durch Erhöhung der Serotoninspiegel günstig beeinflusst werden.
Chronischer Schmerz: Schmerzpatienten bekommen häufig sogenannte Serotonin-Wiederaufnahmehemmer (SSRI) oder trizyklische Antidepressiva, weil sie sich unter dieser Medikation besser fühlen und die Schmerzen nachlassen. Da auch eine Erhöhung des Serotoninspiegels häufig zur Verbesserung von chronischen Schmerzen beiträgt, kann eine Therapie mit Serotoninvorstufen für Schmerzpatienten geeignet sein.

Wie kann der Serotoninspiegel erhöht werden?

Wenn wir uns vor Augen halten, dass das Bauchhirn die bedeutsamste Quelle für Serotonin darstellt, erhalten die volkstümlichen Weisheiten »Liebe geht durch den Magen« und »Schmetterlinge im Bauch haben« beim Verliebtsein eine ganz neue und sogar physiologisch nachvollziehbare Bedeutung. Ein ausgefülltes Seelenleben und eine gesunde, ausgewogene Ernährung sind die besten Voraussetzungen für eine ausreichende Serotoninaufnahme.

Lebensmittel mit reichlichen Serotoninvorstufen (Durchschnittswerte)		
Lebensmittelgruppe	**Lebensmittel**	**mg Tryptophan /100 g**
Milchprodukte	Emmentaler Edamer Camembert Kuhmilch Joghurt	460 400 370 50 50
Getreide	Weizenkeime Amaranth Buchweizen Dinkel	330 190 190 180
Nüsse	Cashewkerne Erdnüsse Haselnüsse Walnüsse	450 320 200 170
Gemüse/Obst	Sojabohnen Sonnenblumenkerne Sesam Datteln Bananen Avocados	450 310 290 49 18 22

Tipp: Ein Glas heiße Milch mit Honig ist ein altbewährtes Hausmittel und hilft beim Einschlafen, da vermutlich das im Milcheiweiß enthaltene Tryptophan durch den Honig, der die Insulinfreisetzung ankurbelt, besser ins Hirn geschleust wird.

Viele Menschen schlafen auch besser, wenn sie zum Abendessen eher eiweißarm und kohlenhydratreich essen, was wohl auf dem gleichen Mechanismus beruht. Diese Maßnahmen allein reichen jedoch wahrscheinlich nicht aus, um mittelschwere Depressionen, anhaltende Schlafstörungen oder ein quälendes Reizdarmsyndrom deutlich zu lindern.

Cortisol – das Stresshormon

Ein weiteres wichtiges Hormon ist das Cortisol, weniger bekannt unter dem Namen Hydrocortison. Cortisol ist ein Steroidhormon der Nebennierenrinde und entsteht aus Cholesterin. Es besitzt ein sehr breites Wirkungsspektrum und hat im Stoffwechsel vor allem Effekte auf den Kohlenhydrathaushalt (Förderung der Energiebildung in der Leber), den Fettstoffwechsel und den katabolen Proteinumsatz. In höheren Dosen wirkt es entzündungshemmend und immunsuppressiv.

Als Gegenspieler des Serotonins, das ausgleichend und beruhigend wirkt, aktiviert Cortisol katabole, also abbauende Stoffwechselvorgänge im Organismus. Wie Adrenalin wird auch Cortisol in Stresssituationen vermehrt ausgeschüttet und versetzt den Körper in Alarmbereitschaft, reagiert jedoch langsamer als das schnelle Adrenalinsystem. Der alarmierte Stoffwechsel stellt energiereiche Verbindungen zur Verfügung – die Glukosemoleküle. Werden diese nicht abgebaut, werden sie nach einiger Zeit in Glykogen umgewandelt und vom Insulin in unser Gewebe eingelagert. Eine dauerhaft überhöhte Cortisolfreisetzung durch Stress kann auch noch Schlimmeres bewirken. So besteht die Gefahr einer vermehrten Insulinausschüttung darin, dass sie langfristig zur Zuckerkrankheit (Diabetes mellitus) führen kann.

Wie wir sehen, wird der Energiehaushalt stark durch das Zusammenspiel der verschiedenen Hormone gesteuert. Ein Ungleichgewicht im Hormonhaushalt kann daher fatale Folgen für unseren Stoffwechsel haben oder Hunger- und Sättigungsgefühle komplett durcheinanderbringen. Was können wir nun dafür tun, dass wir uns in Sachen Ernährung nicht nur von hormonellen Gegebenheiten leiten lassen, die weitgehend unser Bauchgefühl bestimmen, sondern auch von unserem Bewusstsein?

Wie es möglich ist, die Kontrolle über das eigene Essverhalten mithilfe des bewussten Willens zurückzuerhalten, davon handeln die nächsten Zeilen.

Der Geist ist willig – die Rolle unseres Bewusstseins bei der Ernährung

Das Bibelzitat vom schwachen Fleisch, das dem willigen Geist entgegensteht, nimmt Bezug auf die eingangs gestellte Frage, warum so viele Diäten scheitern und warum es so schwer ist, das Gewicht zu halten. Aber ist mangelndes Durchhaltevermögen tatsächlich ein Ergebnis schwachen Fleisches, oder ist es nicht doch eher einer mangelnden Disziplin, also einer Haltung des Geistes, geschuldet?

Die Ergebnisse einer Umfrage zum Essverhalten in Deutschland im Jahr 2013 machen es deutlich: Insgesamt 43 Prozent der Umfrageteilnehmer haben damals angegeben, dass ihnen das Durchhaltevermögen für eine gesündere Ernährung fehlt. *(www.statista.com).*

Der Hunger sitzt im Kopf

Wieso aber wird unsere Disziplin in Sachen gesunder Ernährung und Gewichtsreduktion so auf die Probe gestellt?

Das Nahrungsüberangebot, die allseitige Verfügbarkeit von Speisen mit hoher Kaloriendichte und nicht zuletzt die Werbung spielen uns bei Änderungen der Ernährungsgewohnheiten häufig einen Streich – egal ob es sich dabei um eine Diät, eine Fastenkur oder eine allgemeine Ernährungsumstellung handelt. Die Gier nach Schokolade und Fettigem verspüren viele Menschen. So scheitern dann auch die meisten Diäten und Ernährungsveränderungen. Der Abnehmwillige taumelt von Kur zu Kur – wobei schnelle Erfolge zuallererst auf eine kurzfristige Verbrennung und Wasserverlust zurückzuführen sind –, um schließlich wieder bei seinem alten Gewicht zu landen. Denn der Fettdepotabbau dauert erheblich länger und wird schließlich durch Hunger und vor allem durch den Appetit torpediert. Wie schwer es ist, durch bloßen Willen eine Ernährungsumstellung durchzuhalten, weiß jeder, der schon einmal Fastenkuren und Diäten mitgemacht hat. Wie kann man nun diesem Teufelskreis entkommen?

Bevor wir tatsächlich etwas erfolgreich in die Tat umsetzen können, müssen wir die Mechanismen verstehen, die dahinterstecken. Wenn wir also eine effektive Änderung unserer Ernährungsgewohnheiten anstreben, müssen wir verstehen, was es mit der Regulation der Nahrungsaufnahme durch Hungergefühl und Sättigung auf sich hat.

Wie funktionieren Hunger und Sättigung? – Ein Schnellkurs

Jede Bedienung einer komplizierten Maschine erfordert eine genaue Einführung und das besondere Wissen über wichtige Funktionszusammenhänge. Wenn wir zum Beispiel mit dem Auto eine längere Strecke fahren, überlassen wir es nicht unserem Gefühl, wann wir es wieder betanken. Wenn wir den Treibstoffverbrauch nicht kennen und nicht richtig einschätzen können und das Nachtanken unserem Gefühl überlassen, bleiben wir möglicherweise auf der Strecke ohne Kraftstoff liegen. Nun gibt es ja zum Glück eine Tankanzeige, und wir werden rechtzeitig gewarnt, wann wir die nächste Tankstelle anzusteuern haben.

Die Tankanzeige präsentiert uns allerdings keine absoluten Werte und ist von verschiedenen Bedingungen wie etwa Temperatur, Tankvolumen oder Lage des Fahrzeuges abhängig. Besser ist es also, auf entsprechende Warnsignale früher zu reagieren als zu spät. Manchmal ist man beim Nachtanken überrascht, wie viel Sprit noch entgegen der Anzeige im Tank vorhanden war.

In unserem Körper wird uns durch Hunger und Appetit signalisiert, wann es Zeit zur nächsten Nahrungsaufnahme ist. Und ähnlich wie bei der Benzinuhr im Auto unterliegen auch die körpereigenen Anzeiger, nämlich Hunger und Sättigung, verschiedenen Einflussfaktoren und funktionieren nur bedingt als Taktgeber für die Nahrungsaufnahme. Manchmal zeigen sie zu früh an, dass es bereits wieder Zeit zum Nachladen ist. Um den Grund dafür zu finden, müssen wir wieder tief in unsere Evolutionsgeschichte eintauchen.

Für unsere Vorfahren war es wichtig, rechtzeitig an die Nahrungsaufnahme erinnert zu werden. Bei zu spätem Hungersignal wäre zu wenig Energie für die Nahrungsbeschaffung vorhanden gewesen, und man wäre noch vor Aufbruch zur Jagd vom Hungertod bedroht gewesen. Der hormonell gesteuerte Modus zur Nahrungsaufnahme ist auf die Lebenssicherung programmiert, und Appetit und Hunger melden sich, bevor alles vollständig verdaut worden ist. In der Zeit unserer Urahnen brachte dieser Nahrungsaufnahmemodus einen unschätzbaren Überlebensvorteil. In der heutigen Zeit mit allzeit verfügbarer Nahrung ist er gänzlich überflüssig. Kommen die Hungersignale zu früh oder zu einem ungünstigen Zeitpunkt, verleiten sie uns unweigerlich zur Nahrungsaufnahme, ob wir nun die Nahrungsbestandteile gerade brauchen oder nicht. Die Folge von überflüssiger Nahrungsaufnahme ist die Gewichtszunahme.

Aber nicht nur die evolutionäre Programmierung auf frühzeitige Signale zur Nahrungsaufnahme spielt eine große Rolle bei der Regulation von Hunger- und Sättigungsgefühlen. Appetit und Hunger sind auch von inneren und äußeren Reizen abhängig. Beide sinnvoll zu kontrollieren ist für das erfolgreiche Abnehmen eine unbedingte Voraussetzung.

Äußere Anreize wie Düfte, Bilder und Fantasien können den Appetit fördern. Decken Sie im Gedankenexperiment Ihren Tisch, setzen Sie sich für eine Minute vor einen leeren Teller und denken Sie dabei an Ihre Lieblingsspeise. Verspüren Sie den aufkommenden Appetit? Denken Sie an den Duft und den tollen Geschmack Ihrer Lieblingsspeise. Würden Sie am liebsten nicht gleich zugreifen?

Wir werden über die inneren Funktionszusammenhänge des Appetits und Hungers in diesem Schnellkurs noch zu sprechen haben, um die Signale besser zu verstehen. Eines aber vorweg: Es wäre sicherlich verkehrt, die Nahrungsaufnahme nur noch im Hinblick auf Hunger und Sättigung zu sehen, denn dadurch würden wir ein Stück unserer Lebensfreude negieren. Essen ist ein wesentlicher Aspekt unseres Seins, und so soll es auch bei gezielter Ernährungsumstellung und Gewichtsreduktion bleiben. Andererseits kann auch Übergewicht die Lebensfreude erheblich mindern, und wir sollten lernen, mit Appetit und Hunger sinnvoll umzugehen und in ausgewogenem Maße zu essen. Ausschließlich lustbetontes oder gar unkontrolliertes Essen kann schwerwiegende Folgen für die Gesundheit haben. Normalerweise wird die Nahrungsaufnahme durch Funktionen im Gehirn gesteuert. Werden diese Funktionen durch Reize oder durch Kummer und Sorgen ausgeschaltet, besteht die Gefahr einer völlig unkontrollierten Nahrungsaufnahme. Nahrungspausen können hier helfen, wieder Kontrolle über das Essverhalten zu bekommen, denn Intervallfasten ist die rationale Komponente des lustbetonten Essens. Es ist das Gegengewicht zu Appetit und Hunger.

Vielleicht kommen Sie nun auf die Idee, den Erfolg mit einer Crash-Diät herbeizwingen zu wollen. Tatsache aber ist, dass die Veränderung der Ernährungsgewohnheiten und eine bewusste Kontrolle über das Essverhalten nur mit viel Ausdauer und Geduld zu erreichen sind.

Hierzu ein paar ernüchternde Zahlen: Fett hat den Verbrennungswert von 9000 kcal/kg. Die Ernährungs- und Sportmedizin hat eine Methode gefunden, die Fettanteile des Körpers zu bestimmen. Darüber hinaus können mit dieser sogenannten Bioimpedanzmethode (BIA) auch der Wassergehalt sowie die Muskel- und Knochenmasse bestimmt werden. Zum Glück kann die Gewichtsabnahme somit auf die relative Abnahme des Fettdepots untersucht werden.

Eine erfolgreiche Gewichtsabnahme zeichnet sich nämlich besonders durch Schrumpfen des Fettdepots und eben nicht der Muskelmasse aus. Nehmen wir beispielsweise einmal einen Fettdepot-Überschuss von 10 kg an, so bedeutet dies einen überschüssigen Energiegehalt von 90 000 kcal. Können wir durch Bewegungssteigerung und Nahrungsreduktion ca. 1000 kcal /Tag einsparen, benötigen wir für diesen Fettabbau also mindestens 90 Tage oder drei Monate.

Es ist also sinnvoll, sich vor einer Gewichtsreduktion zunächst darüber Gedanken zu machen, wie viel man abnehmen oder besser wie viel Fettabbau man erreichen will/muss. Die Gewichtsreduktion in Kilogramm Körpergewicht bemessen ist als alleiniges Maß jedenfalls keine ausreichende Zielsetzung für eine dauerhafte Gewichtsreduktion und trägt im

Gegenteil häufig zum Jo-Jo-Effekt bei. Die Waage ist dabei ein eher unzuverlässiges Instrument, denn sie täuscht häufig eine Gewichtsveränderung vor, die gar nicht stattgefunden hat. Das verringerte Gewicht auf der Messskala zeigt bei rascher Gewichtsreduktion stattdessen den Verlust von Körperflüssigkeit an, und der gleicht sich bei der nächsten Nahrungsaufnahme schnell wieder aus.

Die Frustration ist groß, wenn sich dann der vermeintliche Erfolg beim Abnehmen als Trugbild herausstellt.

Kapitel 4

Der Gier begegnen – essen ohne Kontrollverlust

Warum wir leichter zu- als abnehmen und was vor allem die Hormone mit der Energiepolitik unseres Körpers zu tun haben, konnten wir im vorhergehenden Kapitel erfahren. Diese unbewusste Steuerung unseres Ernährungsverhaltens ist einem uralten Programm geschuldet, das weit in die Geschichte unserer Urahnen zurückreicht, denn für die langfristige Überlebensstrategie der frühen Menschen war es wichtiger, Energie sozusagen einzubezahlen, als abzubuchen. Mit Schulden lebt es sich unsicherer, besonders in Krisenzeiten. Ein gut gefülltes Sparkonto bringt uns besser durch unruhige Zeiten als die Verpflichtung, ständig Schulden zurückzahlen zu müssen. Diesem Mechanismus ist letztendlich auch unser Hormonsystem unterworfen. Es arbeitet nach den gleichen Vorschriften und bewahrt uns unbewusst vor leeren Kassen – besonders in stressigen Zeiten. Für uns heutige Menschen mit einem Überangebot an Nahrung ist diese Energiepolitik unseres Organismus jedoch in vielen Fällen fatal. Aus diesem Grund können wir unser Essverhalten nicht mehr nur allein der unbewussten vegetativen Steuerung unseres Körpers überlassen, indem wir unkontrolliert jedem Hungergefühl nachgeben. Sicherlich geht es nicht darum, sich den Hunger abzutrainieren oder aufkommendes Magenknurren gar nicht mehr zu beachten. Dieses Verhalten würde wohl zu Essstörungen führen und durch Nährstoffmangel noch weitere gesundheitliche Schäden nach sich ziehen.

Vielmehr geht es darum, wieder mehr bewusste Kontrolle über unser Essverhalten zu bekommen, um sozusagen wieder Herr im eigenen Haus zu werden. Dazu müssen wir lernen, bewusst zu entscheiden, was wir wann zu uns nehmen wollen und wann wir Nahrungspausen einlegen. Heute weiß man deutlich mehr über die Prozesse, die für eine gesunde

Balance zwischen Nahrungsaufnahme und Energieverbrauch sorgen, als noch vor wenigen Jahrzehnten. Das gibt uns die Möglichkeit, auf Störungen dieser Prozesse zu reagieren und, wenn nötig, gegenzusteuern. Das zunehmende Verständnis über die Regulationsvorgänge des Körpers eröffnet uns neue Wege in der Forschung und die Erkenntnis, welche Nahrung wirklich für unseren Körper gesund ist. Erstmals lassen sich erfolgreiche Therapien für Menschen mit gestörtem Energiegleichgewicht entwickeln. Und nur mit einer ausgeglichenen Energiebilanz – also einer Energiehomöostase – wird ein normales Körpergewicht gehalten und eine optimale physische und mentale Leistungsfähigkeit gewährleistet.

Es hört sich ganz einfach an: Im Falle einer gestörten Energiehomöostase leiden wir entweder an Untergewicht – wir nehmen ab, weil dem Körper weniger Energie zugeführt wird, als er aufnimmt – oder, was viel häufiger zum Tragen kommt, wir führen uns mehr Energie zu, als wir verbrauchen, dann werden wir dicker. Neigen wir zu der einen oder der anderen Seite, müssen wir also nichts weiter tun, als das gestörte Gleichgewicht wieder ins Lot zu bringen. So weit die Theorie. In der Praxis sieht leider alles ganz anders aus. Was also ist es nun, das einer ausgeglichenen Energiebilanz mit ausgewogener Ernährung im Wege steht?

Fressattacke nach Nahrungsverzicht – ein Teufelskreis

Tagelang hat man sich zusammengerissen, tapfer jeder Versuchung die Stirn geboten und die verlockende Torte beim Nachmittagskaffee ebenso stehen lassen wie die saftigen Spareribs am Grillabend. Aber dann, ganz plötzlich, ist es so weit: Schlagartig fällt die Konzentration ins Bodenlose, der Magen knurrt, die Knie zittern. Als gelte es, all das Versäumte nachzuholen, lässt sich die Gier nicht mehr unterdrücken, und wahllos beginnt man, alles, was fettig oder süß ist, in sich hineinzustopfen.

Heißhungerattacken dieser Art kennt wohl jeder, der einmal eine Ernährungsumstellung vorhatte oder abnehmen wollte. Der Heißhungeranfall lässt uns alles vergessen. Alle vermeintlichen Entbehrungen der vergangenen Tage sollen wettgemacht werden. Der Körper und das unbewusste uralte Programm unserer Vorfahren haben die Kontrolle über unser Essverhalten übernommen und machen einen etwaigen Erfolg bei der Gewichtsabnahme wieder zunichte, oder schlimmer: Die unkontrollierten Fressattacken bescheren uns mehr Gewicht, als wir vorher hatten.

Unser Beispiel zeigt, dass der Heißhungerattacke eine reduzierte Nahrungszufuhr vorausging. Bei geringerer Nahrungszufuhr oder gar bei völligem Nahrungsentzug schaltet der Körper schon nach einem Tag auf den Hungerstoffwechsel um. Das gilt für alle kalorienreduzierte Diäten. Trifft nun wieder Nahrung in erhöhten Mengen auf den gedrosselten Stoffwechsel, steigt der Blutzuckerspiegel stark an. Insulin wird reichlich ausgeschüttet, der Blutzuckerspiegel sinkt drastisch ab, und zwar so rapide, dass die nächste Heißhungerattacke nicht mehr weit ist. Der Teufelskreis aus geringerer Nahrungszufuhr und anschließender Fressattacke ist geschlossen.

Kampf dem Kilo-Chaos – machen Nahrungspausen glücklich?

Dieses Kilo-Chaos macht unzufrieden und unglücklich und ist darüber hinaus für den Körper sehr belastend. Kontrollierte Nahrungskarenzen können helfen, das Auf und Ab der Kilos in den Griff zu bekommen und glücklicher und zufriedener zu werden.

Können Pausen in der Nahrungszufuhr tatsächlich die ungesunden Heißhungerattacken bekämpfen, sozusagen dem Hunger mit Hungern begegnen? Wie soll das funktionieren?

Ganz einfach. Fasten und Nahrungspausen haben mit Hungern nichts zu tun! Der Unterschied: Bei anhaltendem Hunger werden vom Gehirn eine Reihe von Stresshormonen ausgeschüttet, was zu psychischem Stress und innerer Unruhe führt. Gleichzeitig werden jedoch auch stimmungsaufhellende Hormone gebildet, vor allem das Ghrelin und das Serotonin. Obwohl Fasten für den Körper physiologisch dieselben Auswirkungen hat wie Hungern, entfällt beim Fasten der psychische Stress. Im Klartext: Entscheiden wir uns ganz bewusst für den Nahrungsverzicht, werden wesentlich mehr Endorphine als Stresshormone gebildet, die aufgrund des verlangsamten Stoffwechsels lange im Blut zirkulieren. Diese wirken als körpereigene Opioide und können einen leichten Rauschzustand erzeugen, der bis zu euphorischen Zuständen reicht. Die Erhöhung der Menge der körpereigenen Opioide hat auf den Körper, aber auch auf Geist und Seele enorme Auswirkungen. Diese Substanzen, die ja als Rauschmittel bekannt sind, werden vom Körper in ganz natürlicher Dosis gebildet. Sie können Schmerzen lindern, Energie spenden, glücklich und ausgeglichen machen, das Herz und den Magen beruhigen und sicher noch viel mehr. Die Wissenschaft ist hier erst am Anfang der Erforschung und wird noch vieles an Erkenntnis zutage fördern. Interessant ist, dass praktisch allen Kulturen, sogar den Kulturen, die weit über 3000 Jahre in die Geschichte zurückreichen, dieses Nahrungspausen- oder Fastenphänomen bekannt war. Und deshalb haben auch Menschen aller Kulturen und Zeiten Nahrungskarenzen intuitiv genutzt, um sich zu regenerieren, zu verjüngen, zu stärken – körperlich, seelisch und geistig. Der freiwillige Verzicht auf Nahrung aktiviert die Serotoninachse maximal und lässt uns ein bisschen auf Wolke sieben schweben.

Selbstverständlich löst nicht nur das Fasten Glücksgefühle in uns aus. Die Nahrungsaufnahme kann das auch. Dass Essen etwas mit Glücksgefühlen und Lebensqualität zu tun hat, ist eine Binsenweisheit.

Zelebrieren wir also bewusst und mit Kontrolle sowohl die Nahrungsaufnahme als auch die Fastenzeiten, so werden wir uns wohler fühlen, und Heißhungerattacken werden auf lange Sicht ausbleiben.

Nahrungspausen – das passiert auf biochemischer Ebene

In der Nahrungskarenz wird –wie bereits beschrieben – das Steuerhormon Ghrelin ausgeschüttet. Wie Sie schon im vorigen Kapitel erfahren haben, kennen wir Ghrelin als Steuerelement des Hunger- und Sättigungsempfindens im Organismus. Es löst in unserem unbewussten Steuerungszentrum, dem Hypothalamus, ein verstärktes Hungergefühl aus und regt die Sekretion von Magensäure an, um unseren Körper auf die Nahrungsaufnahme vorzubereiten. Der Ghrelinspiegel erreicht kurz vor der Nahrungsaufnahme einen Spitzenwert. Sobald sich der Magen mit Nahrung füllt, sackt der Wert auf seinen Tiefstand ab.

Darüber hinaus spielt Ghrelin eine wichtige Rolle bei den Glücksgefühlen, die durch das Essen und Trinken ausgelöst werden. Unsere unbewusste Hormonsteuerungszentrale im Hypothalamus empfängt unverarbeitet also die Signale des Körpers, die ihm sagen, wann wir essen und wann wir mit dem Essen aufhören sollen. Im Gehirn ist ein spezifischer Rezeptor vorhanden, der dieses »Hungersignal« empfängt. Dieser Ghrelinrezeptor ist ebenfalls auf einigen der Zellen vorhanden, die wiederum den Rezeptor für Leptin ausschütten, ein »Sättigungshormon« mit der entgegengesetzten Wirkung von Ghrelin, das Sie ebenfalls schon kennengelernt haben. Leptin reguliert daneben auch die Energieausbeute. Leptin und Ghrelin sind eng miteinander verbunden, indem sie unser Hungergefühl zügeln beziehungsweise anregen und unsere Fettdepots entsprechend den schwankenden Bedürfnissen unseres Körpers regulieren. Die Rolle von Leptin besteht darin, unser Sättigungsgefühl zu intensivieren. Adipöse Menschen zeigen eine verringerte Sensibilität gegenüber der Wirkung von Leptin, sodass sie trotz gut gefüllter Energiespeicher keine Sättigung verspüren. Anders ausgedrückt: Ihr Körper sagt ihnen nicht

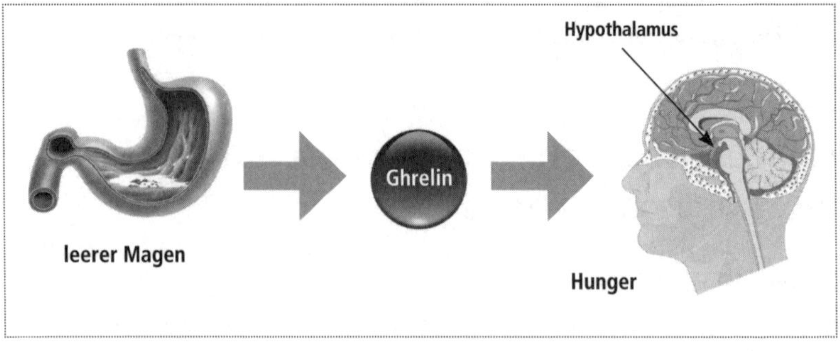

Hungern bis zum Tode – gefährliches Killerfasten

Sosehr die gesundheitlichen Vorzüge von kurzfristigen Nahrungskarenzzeiten auf der Hand liegen, muss man doch vor exzessivem Fasten und vor langfristigen Hungerkuren warnen. Hunger bedeutet immer, dass der Körper seinen Energieverbrauch stark senken muss. Das führt unter anderem dazu, dass der Blutkreislauf langsamer arbeitet und die Körpertemperatur absinkt. Der Organismus gewinnt die nötige Energie zunächst aus der vorhandenen Glykogenreserve – jener Reserve an Kohlenhydraten, die in körpereigenen Speichern gelagert sind. Danach geht es den Fettzellen und nach einigen Tagen auch zunehmend dem Körpereiweiß, das der Muskelmasse entnommen wird, an den Kragen. Außerdem werden auch andere Körpergewebe allmählich abgebaut. Lebensgefährlich wird das Ganze dann, wenn der Herzmuskel geschädigt wird. Beim Hungerstoffwechsel kommt es zur Ketose. Diese Ketonkörper, als Ersatzenergielieferanten, können uns sogar stimulieren, da das Gehirn für diese eigene Rezeptoren parat hält. Das Denken kann somit unter Umständen in Nahrungspausen sogar leichter fallen. Aber das kennen wir ja schon aus dem Sprichwort »Ein voller Magen lernt nicht gerne«. Andererseits sollte diese Klarheit uns auch langfristig vor einem entscheidenden Fehler bewahren helfen: Der lang anhaltende Verzicht auf Nahrung oder lang anhaltende Hungerzustände führen letztendlich zum Hungertod.

mehr, wann sie genug gegessen haben. Wie schon beschrieben, liegt hier eine Leptinresistenz vor. Geht dieses Sättigungsgefühl einmal verloren, dominiert das Hungergefühl. Bei Diäten sinkt die Leptinkonzentration generell deutlich, was nachfolgende Heißhungeranfälle erklärt. Nicht Diäten regulieren also das Leptingleichgewicht, sondern dieses wird durch das komplexe Zusammenwirken verschiedener Hormone hergestellt. Bewusste Nahrungspausen fördern die Ausscheidung von Leptin, die wiederum das Ghrelin bremsen kann.

Durch Nahrungspausen können wir dieses wichtige Stellglied der Energiehomöostase besser kontrollieren und verlieren nicht so schnell aus den Augen, was uns wirklich am Leben erhält – ein gesunder Körper.

Die Appetitmacher – die Faktoren beim Heißhunger

Neben den biochemischen Vorgängen im Organismus bei Heißhunger sollten wir uns noch ein wenig näher mit den psychologischen Faktoren beschäftigen, die Heißhunger bedingen.

Nicht nur hormonelle Prozesse des Organismus sind für Hunger- oder Sättigungsreize verantwortlich. Auch die Psyche spielt eine große Rolle. Denn an der Nahrungsaufnahme ist neben dem physisch empfundenen Hunger noch ein anderes Gefühl beteiligt: der Appetit. Er kann bewirken, dass trotz deutlicher Sättigungssignale weitergegessen wird. Appetit wird am besten durch Sinneseindrücke angeregt. Das macht sich auch die Werbeindustrie für Lebensmittel zunutze und verführt uns zum Konsum durch Werbebilder und Verpackungen, deren Anblick das Belohnungssystem im Gehirn stimuliert. Dort werden Erinnerungen und Emotionen miteinander verknüpft, um den Appetit zu wecken.

Zudem suggeriert die Werbung, wir müssten etwas gegen den »schnellen Hunger« unternehmen. Snacks und Süßigkeiten, die diesen schnellen Hunger stillen, gehören dann auch zu den allgegenwärtig verfügbaren Nahrungsangeboten. Selbst noch in der Nacht sind solche Dinge am Kiosk oder an der Tankstelle schnell und bequem erhältlich. Um der Werbung ein Schnippchen zu schlagen, müssen wir uns darüber klar werden, dass der Anblick von einer besonders energiereichen Nahrung den Speichelfluss und die Insulinproduktion in Gang setzt – der Heißhunger erwacht.

Doch Heißhunger hat in aller Regel nichts mit echtem Hunger zu tun. Er unterscheidet sich von normalen Hungergefühlen durch einen plötzlich einsetzenden, extremen Drang nach sofortiger Nahrungsaufnahme, wobei mitunter körperliche Symptome wie Zittern und Schweißausbrüche hinzukommen. Ein starkes Verlangen nach Süßem oder nach bestimmten Nahrungsmitteln ist häufig eher mit Appetit gleichzusetzen als mit Hunger. Mediziner unterscheiden drei Formen von Heißhunger: den körperlich bedingten, den psychisch bedingten und eine Mischform.

Körperlich bedingter Heißhunger

Der körperlich bedingte Heißhunger kann als Signal für eine akute Unterzuckerung auftreten, also einen starken Abfall des Blutzuckerspiegels, der nicht nur bei der Zuckerkrankheit – dem Diabetes mellitus – vorkommt. Am schnellsten steigt der Blutzuckerwert durch schnell resorbierbare Kohlenhydrate wie Traubenzucker an, da diese Zuckerart besonders schnell im Blut aufgenommen wird. Heißhunger kann durch häufiges Essen von schnell resorbierbaren Kohlenhydraten wie Einfachzucker und Weißmehlprodukten begünstigt werden. Vollkornprodukte und fett- oder eiweißreiche Lebensmittel verzögern den Blutzuckeranstieg und halten den Zuckerspiegel nach einer Mahlzeit für längere Zeit konstant. Nach Diäten kann es zu Heißhungeranfällen kommen, da der Körper so den Kalorienverlust wieder auszugleichen versucht. Es gibt auch hormonell bedingte Heißhungeranfälle in der Schwangerschaft und bei einigen Frauen in einer bestimmten Phase des monatlichen Menstruationszyklus.

Psychisch bedingter Heißhunger

Der psychisch bedingte Heißhunger wird nicht durch einen körperlichen Bedarf, sondern häufig durch Stress und negative Emotionen ausgelöst, wobei die Essgelüste zu einer Gewohnheit werden. Sättigungsgefühle werden von einer verstärkten Serotoninausschüttung durch den Hypothalamus begleitet. Serotonin wirkt hier stimmungsaufhellend.

Regelmäßige Essanfälle gelten als Essstörung und kommen sowohl bei Adipositas-Patienten als auch bei Bulimie und Binge-Eating vor. In diesen Fällen geht die Kontrolle über die Nahrungsaufnahme während eines Anfalls völlig verloren.

Glutamat – chemischer Appetitanreger

Fast überall in industriell verarbeiteter Nahrung steckt Glutamat. Im Schnitt verzehrt jeder Mensch 600 Milligramm industriell hergestelltes Mononatriumglutamat pro Tag – das sind circa 4 Gramm pro Woche. Der Geschmacksverstärker kann den Appetit anregen und Heißhungerattacken begünstigen. Die Agrarindustrie hat dies schon lange zum eigenen Vorteil auszunutzen versucht. Dort wird Glutamat als Masthilfe eingesetzt. Durch den gesteigerten Appetit fressen die Masttiere über die Sättigung hinaus und legen schneller an Gewicht zu. Die Herstellung von Glutamat erfolgt hauptsächlich mittels bakterieller Fermentation. Dabei kommen Bakterien sowie ammoniak- und kohlenhydratreiche Melassen aus Pflanzen zum Einsatz. Bereits vor zehn Jahren warnten Wissenschaftler vor der appetitanregenden Wirkung von Glutamat. Im Tierversuch kam es nach Glutamatzufuhr zu neurologischen Veränderungen und zu erhöhten Leptinwerten. Damit könnte übermäßiger Glutamatgenuss möglicherweise auch zur Leptinresistenz beitragen.

Glutamat in Lebensmitteln (Quelle: *Spiegel online*)

Lebensmittel	**Anteil an Glutamat in 100 g Lebensmitteln**
Möhren	0,3 g
Spinat	0,3 g
Tomaten	0,4 g
Kartoffeln	0,5 g
Kuhmilch	0,8 g
Eier	1,6 g
Lachs	2,2 g
Rindfleisch	2,9 g
Erbsen	5,8 g

Wie wir gesehen haben, besitzt Heißhunger eine physische und eine psychische Komponente. Als chemischer Appetitanreger gilt vor allem Glutamat, während die physischen Ursachen von unkontrollierbarem Essverhalten im hormonell geregelten Energiesystem unseres Organismus liegen, die zum Teil auf uralten evolutionären Programmen beruhen. Dies macht sich die Lebensmittelindustrie zunutze, um uns mit psychologischen Tricks zu mehr Nahrungskonsum zu verführen. Nahrungspausen können ein wirksames Mittel sein, sowohl den chemischen als auch den physischen und psychischen ausgelösten Heißhungerattacken die Stirn zu bieten und wieder Kontrolle über unser Essverhalten zu erhalten.

Interview

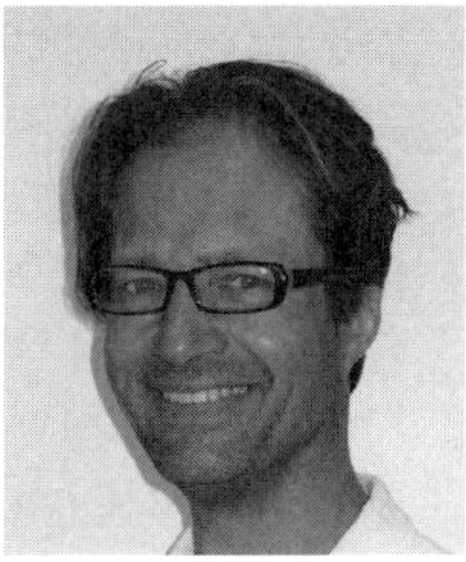

Prof. med. dent. Tilman Fritsch,
Begründer der metallfreien
Zahnheilkunde NAM-Zahnmedizin

Bekanntlich beginnt eine gesunde Ernährung im Mund – durch das Zerkleinern der Nahrung. Sie gehen dabei noch einen Schritt weiter und sagen, die gesunde Ernährung beginnt bereits vor dem Mund. Was meinen Sie damit?

Mittlerweile ist klar, dass Fehlernährung nicht nur eine schlechte Gewohnheit darstellt, sondern eher im Bereich der Sucht wiederzufinden ist. Denn Fehlernährung beeinflusst über die Psyche den Stoffwechsel und das Verhalten.

Die neurobiologischen Abläufe bei Nikotinabhängigkeit, Alkohol- oder Drogensucht sind vergleichbar mit der wenig bekannten Zuckersucht. Eine verdeckte Abhängigkeit nach »süß« ist gesellschaftlich völlig unauffällig und wird von der Zuckerindustrie gezielt angeheizt. Schokolode »zu brauchen« ist schon der erste Schritt dorthin. In der Suchtforschung nennt man das Substanzverlangen oder Craving. Wie der Drogen- oder Alkoholsüchtige, zielt auch der Zuckersüchtige darauf ab, unter allen Umständen sein Suchtmittel, in diesem Fall eben Zucker, zu bekommen. Einige Länder haben das mittlerweile erkannt und versuchen hilflos, durch Einführung von Zuckersteuern dagegen anzugehen. Das ist sicherlich der falsche Weg. Durch Verbote und Steuern kann man Sucht und Erkrankungen nicht behandeln.

Um Dinge zu verändern – und das gilt besonders für Ernährungsgewohnheiten –, darf der Spaßfaktor nicht fehlen. Spaß in dem Sinne, dass man merkt: Die Lebensqualität wächst infolge meines Verhaltens. Auch sollte man sich darüber Gedanken machen, welche Zusammenhänge zwischen Erkrankungen beziehungsweise Zivilisationserscheinungen und der Ernährung oder der Lebensführung bestehen könnten, um die eigene Lebensführung zu ändern. Dennoch sollte auch klar sein: Die Ursachen dafür, weswegen eine Erkrankung ausbrechen wird, sind immer multifaktoriell. Selbst mit dem besten Wissen und Gewissen ist es uns nicht möglich, bei einer noch so guten Lebensführung Erkrankungen auszuschließen.

Herr Dr. Fritsch, Sie sagen damit ja etwas sehr Wichtiges: Eine gesunde Ernährung setzt sich nicht nur aus Verboten oder Vorschriften zusammen. Essen muss und soll Spaß machen, es ist immerhin ein Stück Lebensqualität. Man sollte lernen, an gesunden, wertvollen Nahrungsmitteln »Spaß« zu gewinnen, an Nahrungsmitteln, die einem guttun und die auch gut verdaut werden. Können da auch Nahrungspausen Spaß machen?
Ja. Auf jeden Fall! Wenn ich merke, dass ich mich mit meinen neuen Lebens- und Ernährungsgewohnheiten deutlich wohler fühle und mehr von meinem Leben habe, dann werde ich auch Spaß dabei empfinden.

Gibt es eine bestimmte Diätform, die Sie persönlich bevorzugen?
Zum Thema Ernährung gibt es viele Richtlinien und Konzepte, die von einer ausgewogenen Mischkost über Makrobiotik-Ideologien, Vegetarismus und Veganismus bis hin zu reiner Rohkost reichen. Derzeit existiert ein Überangebot an Diäten, allein in Deutschland sollen es circa 64 000 sein.

Das klingt umfangreich, wobei festzustellen ist, dass die Menschen vor einigen hundert Jahren bis zu 500 unterschiedliche Nahrungsmittel zu sich nahmen, der moderne Mensch hingegen diese aus der großen Vielfalt an Nahrungsmittelgruppen oft auf weniger als dreißig unterschiedliche eingeschränkt hat. Daher sind die modernen Ernährungsgewohnheiten im Vergleich zur ursprünglichen Ernährung eine Diät an sich. Ziel einer ursprünglichen Ernährung sollte die Variabilität sein. Mit anderen Worten, die ausgeglichene Ernährung sollte möglichst vielfältig sein.

Und welche Lebensmittel können den »Spaßfaktor« an der Ernährung hemmen?

- Raffinierte Zucker und alle Produkte daraus (Süßigkeiten, Kuchen, süße Getränke)
- Kohlenhydrate aus Auszugsmehlen und allen Produkte daraus (Brot, Nudeln), auch weißer Reis, gekochte Kartoffeln
- Tierische Milch und alle Produkte daraus (besonders bei Kuhmilch)
- Raffinierte Öle, Fette
- Gekochte, gebratene und gebackene Speisen
- Alkohol, Nikotin, Koffein, Tein

Langfristig erhöht wird der Spaßfaktor hingegen durch folgende Lebensmittelgruppen:

- Chlorophyllhaltige Pflanzen: Weizengras-, Dinkelgrassaft, tiefgrünes Blattgemüse, Kräuter, Algen (Spirulina, Chlorella, Alfalfa)
- Sprossen, Blätter von Bäumen, Jungtriebe
- Gemüse: Grünkohl, Spinat, Karotten, Rote Bete, Pastinake, Süßkartoffel, Blumenkohl, Brokkoli, Kopfsalat, Grüne Salate, Topinambur, Zucchini, Radieschen, Fenchel, Spargel, Kürbis, Sellerie, Weißkohl, Rotkohl, Chinakohl, Spitzkohl, Radicchio, Okra, Erbsen, Kohlrabi, Zwiebeln, Steckrüben, Klettenwurzel etc.
- Meeresgemüse: Dulse, Wakame, Meeresspaghetti, Irisch Moos, Nori, Meeressalat
- Früchte (sonnengereift): Avocado, gelbe und rote Paprika, Gurke, Tomaten, Oliven, Aubergine, Mais mit Bohnen, gezüchtetes Obst nur ganz selten (Äpfel, Birnen, Kirschen, Pfirsiche, Orangen, Pflaumen), sämtliche Beeren, Feigen

- Getrocknete Früchte (ganz selten!): Rosinen, Aprikosen, Datteln, Feigen, Maulbeeren
- Nüsse und Samen (teils eingeweicht): Mandeln, Haselnüsse, Walnüsse, Macadamia, Cashewkerne, Paranüsse, Pekanüsse, Pistazien, Pinien- und Zedernkerne, Erdmandel, Sonnenblumensamen, Sesam, Kürbiskerne, Hanfsamen, Chia, Buchweizen
- Sprossen und Grüngras: Alfalfa, Brokkoli, Sonnenblumen, Bockshornklee, Roter Klee, Linsen, Kichererbsen, Quinoa, Mungbohnen, Leinsamen, Hirse
- Getreide (gesprosst): Dinkel, Hafer
- Fermentierte Nahrungsmittel: Sauerkraut, Kimchi, Miso, Joghurt, Käse, Wasserkefir, Kombucha, fermentierte Saucen und Chutneys, Apfelessig, milchsauer eingelegtes Gemüse
- Pilze: Champignons, Austernpilze, Shiitake, Portabello
- Essbare Blüten: Kapuzinerkresse, Ringelblume, Borretsch, Gänseblümchen, Veilchen, Rosmarin, Salbei, Kamille
- Öle (kaltgepresst): Olivenöl, Kokosnussöl, Sesamöl, Hanföl, Leinsamenöl, Avocadoöl, Walnussöl, Kürbiskernöl
- Gewürze/Salze: Steinsalz, Meersalz, Paprika, Curry, Pfeffer, Kurkuma
- Sauerstoffhaltiges Wasser außerhalb der Essenszeiten
- Stäube aus unterschiedlichen Mineralien
- Rinden, Wurzeln, Flechten
- Fische und Austern
- bei tierischer Nahrung: Innereien (und Insekten)

Kapitel 5

Essen in Zeitfenstern für mehr Gesundheit und Wohlbefinden

Nahrungspausen üben einen positiven Einfluss auf unsere Ernährung aus und verhindern die sonst bei Diäten auftretenden Heißhungerattacken. Sie wirken so dem gefürchteten Jo-Jo-Effekt entgegen. Zwar gibt es auch warnende Stimmen, die eine kritische Haltung gegenüber Intervallfasten einnehmen; dem stehen jedoch handfeste und eindeutig positive Effekte der Nahrungskarenzzeiten gegenüber. Immer wieder weisen wissenschaftliche Publikationen darauf hin, dass von regelmäßig eingenommener Nahrung ausgelöste entzündliche Reizungen durch Nahrungspausen verringert oder sogar ganz verhindern werden können. Ein weiterer Effekt: Durch gezieltes Auslassen bestimmter gewohnter Nahrungsmittelbestandteile für eine bestimmte Zeit kann sich der gesundheitliche Zustand des Organismus insgesamt erheblich verbessern.

Besser entgiftet mit Nahrungspausen

Neben Darm, Lunge, Galle, Nieren und Haut ist die Leber ein wichtiges Stoffwechselorgan. Die Entgiftung des Körpers findet primär in der Leber statt. Dort werden mithilfe von Enzymen schädliche Toxine in Substanzen umgewandelt, die vom Körper wieder ausgeschieden werden können. Damit keine giftigen Zwischenprodukte bei der Verstoffwechselung entstehen und die Entgiftung des Organismus von Fremdstoffen komplikationslos verläuft, müssen viele verschiedene Enzymabläufe koordiniert werden. Die hauptsächlich für die Entgiftung verantwortliche Enzymgruppe wird als Cytochrom P450 zusammengefasst. Untersuchungen haben gezeigt, dass die wichtige Phase der Entgiftung durch die Nährstoff-

Info
Mehrere Studien haben bewiesen: Die Gabe von bestimmten antioxidativ wirkenden Supplementen, also Nahrungsergänzungsmitteln, kann die Entgiftungsvorgänge im Organismus effektiv unterstützen.

zufuhr, besonders aber durch Fasten und Nahrungspausen beeinflusst werden kann.

Wie schnell während der Nahrungspausen Gifte neutralisiert und ausgeschieden werden, liegt allerdings auch an der individuellen Entgiftungskapazität unseres Körpers, denn die Fähigkeit zur Entgiftung ist genetisch festgelegt. Auch entscheiden die Nährstoffzufuhr und die Nährstoffversorgung mit Vitaminen über die Ausscheidungsfähigkeit des Organismus. Fehlen bestimmte Nährstoffe, so kann der mehrstufige Entgiftungsprozess stehen bleiben, und das Ergebnis des körperlichen Zustandes kann schlechter sein als das vor der begonnenen Entgiftung.

Tipp 1: Eine unausgewogene, vitalstoffarme Ernährung vor der Entgiftung kann nicht durch eine kurzzeitige Entgiftungszeit wie zum Beispiel durch eine Nahrungspause kompensiert werden. Wer entgiften möchte, sollte daher zuvor eine ausreichende Nährstoffzufuhr mit Vitalstoffen sicherstellen.
Tipp 2: Entgiftungen sollten von kürzerer Dauer sein. Entgiftungsprozesse über einen längeren Zeitraum belasten die Leber.

Die positiven Effekte der Nahrungspausen auf unseren Organismus

In einer bereits 2007 publizierten Studie war zu lesen: Wissenschaftler untersuchten die Auswirkungen des Fastens auf die Transportmechanismen im Dünndarm, insbesondere inwieweit Intervallfasten das Körperfett beeinflusst und wie es den Xenobiotika, den körperfremden Belastungsfaktoren, entgegenwirken kann. Das Ergebnis war sensationell. Je nach Dauer der Fastenintervalle wurde der Körper in die Lage versetzt, wichtige Gene für Stoffwechsel und Verdauung einzuschalten und so den Organismus auf Gesundheit zu programmieren. Das Intervallfasten hat sozusagen ein perfektes epigenetisches Umfeld erzeugt, um die Selbstheilungskräfte des Körpers zu entfachen.

Ist der Darm gesund, freut sich die Haut – Auswirkungen der Nahrungskarenz auf Darm und Haut

Zahlreiche Studien sprechen für sich: Eine gute Darmgesundheit ist auch für das Hautbild von besonderer Bedeutung. Eindeutig wurde auch der Beweis erbracht, dass Entgiftung, Fasten und Flüssigkeitszufuhr den Darm in Schwung bringen, bei seiner Regeneration helfen und daher zu den erfolgreichen medizinischen Konzepten bei Hautproblemen gehören. Gerade bei der Neurodermitis handelt es sich um ein sogenanntes multifaktorielles Geschehen mit verschiedenen Einflussfaktoren. Nahrungskarenz, aber selbstverständlich auch klassisches Fasten unter ärztlicher Anleitung können erwiesenermaßen dazu beitragen, chronische Hautleiden wie Neurodermitis zu mildern oder sogar ganz zum Verschwinden bringen. Experten für chronische Hautkrankheiten und Allergieerkrankungen sind immer wieder erstaunt darüber, wie über eine Zeit der Nahrungspause Ekzeme, Rötungen und Schwellungen, die kleine und große Patienten so sehr plagen, ganz schnell verschwinden. Offenbar ist der Körper wieder in die Lage versetzt worden, sich des entzündlichen Geschehens auf der Haut zu erwehren und der Haut zu Regeneration und Heilung zu verhelfen. Hierbei spielt sicherlich neben der Nahrungspause im Allgemeinen auch die Pause von der Einnahme industriell gefertigter Nahrung mit all ihren Zusatzstoffen eine große Rolle.

Fasten gegen Krebs – den Tumor aushungern

Eine onkologische Arbeitsgruppe beschrieb, wie bei Mäusen das Fasten den Hormonstatus verbesserte, dadurch die Wirksamkeit von Chemotherapeutika und die Überlebensrate erhöhte. Wie war das möglich?

Alle Zellen im Organismus sind so programmiert, dass sie irgendwann sterben, wenn sie genug toxische Moleküle angesammelt haben, und so Platz machen für neue, unbelastete und gesunde Zellen. Doch manche Zellen verhindern ihren programmierten Zelltod. Indem sie ihren Stoffwechsel neu organisieren, wachsen sie weiter und teilen sich. Mit der Zeit werden sie bösartig – Krebs entsteht. Die so entstandenen bösartigen Zellen benötigen jedoch Glukose, um ihr schnelles Wachstum zu unterstützen. Der neue Therapieansatz basiert auf dieser Erkenntnis, denn beim Fasten oder bei Nahrungspausen stellen gesunde Zellen auf Fett und Eiweiß als Energielieferanten um. Krebszellen dagegen sind weiterhin auf Glukose angewiesen. Wird die Glukosezufuhr eingestellt, verhungert auch die Krebszelle. Die Wissenschaft hat für diesen programmierten Zelltod durch verminderte Energiezufuhr einen eigenen Ausdruck kreiert: Apoptose.

Ein weiterer Effekt des Fastens ist die Beseitigung von Schrottzellen. Vom Körper nicht mehr benötigte Zellen werden nicht immer vom Immunsystem zerstört. Stattdessen können sie jahrzehntelang im Körper überdauern und eventuell bösartig werden. Wird die Energiezufuhr reduziert, werden diese Zellen infolge des Energiesparmodus nicht mehr miternährt, sondern abgestoßen und aufgelöst.

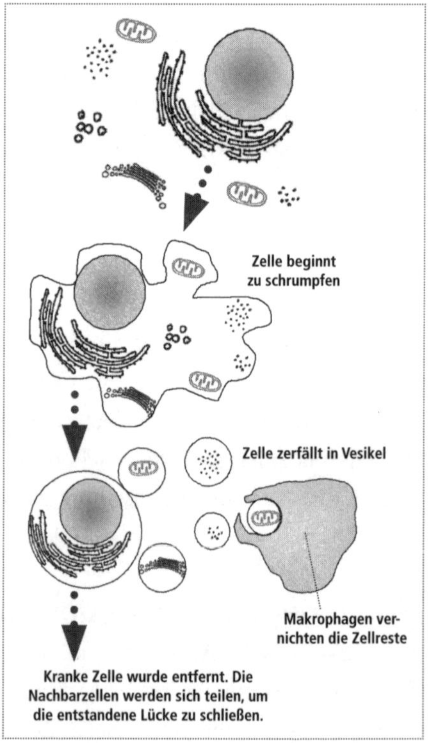

Schematischer Ablauf der Apoptose, des programmierten Zelltods.

Verzicht auf Nahrung stellt also eine lebensverlängernde Maßnahme dar, und das Nahrungspausenkonzept ist ein erfolgreicher Weg dorthin.

Positive Effekte der Nahrungspausen und ihre biomolekularen Prozesse

Ein altes chinesisches Sprichwort rät: »Das Abendessen überlasse deinen Feinden.« Die Erkenntnis, dass man mit leerem Magen besser schläft, ist demnach etwa 3000 Jahre alt. Das Auslassen des Abendessens hat einen gesundheitsfördernden, nachgerade verjüngenden Effekt und fördert die allnächtliche Regeneration der Zellen, denn das abendliche Fasten steigert nicht nur die Produktion des wichtigen Hormons Melatonin, sondern auch die Bildung sogenannter Heat-Shock-Proteine. Diese sind für das Design der Proteine zuständig und stellen sicher, dass die Eiweißstrukturen unseres Körpers auch tatsächlich die richtige Form bekommen. Enzyme können dadurch ihren Funktionen besser nachkommen. Fehlerhafte Eiweißstrukturen werden demarkiert und später ausgesondert.

Zumindest für zwei wichtige Substanzen unseres Körpers, für das Wachstumshormon und für das Melatonin, ist dies naturwissenschaftlich erwiesen: Durch Nahrungspausen, beispielsweise am Abend, steigen beide Substanzen von selbst an und bewirken damit ihren jung erhaltenden Effekt, ohne dass man sie käuflich erwerben und künstlich zuführen müsste.

Starke Leistung – vom Nutzen und Wirken der minimalen Kost

Nahrungspausen bedeuten nicht, nur einfach im Turnus eine Pause von der Nahrungsaufnahme zu nehmen, sie bedeuten auch, die Nahrungsaufnahme minimierter zu gestalten, als das in aller Regel geschieht. In klaren Worten: auch in den Zeitfenstern der Nahrungsaufnahme nur so viel zu essen, bis eine Sättigung eintritt, und nicht darüber hinaus. Nur damit entlasten wir den Stoffwechsel dauerhaft und können entgiften.

Hier noch einmal ein Überblick über die vielen Vorteile und den Nutzen, die Nahrungspausen und Minimalkost mit sich bringen:

- Minimalkost schützt die Gefäße vor Arteriosklerose, entlastet das Herz und senkt den Blutdruck.
- Der Stoffwechsel wird angeregt, Leber, Gallenblase und Nieren arbeiten effizienter, um die Entgiftungs- und Ausscheidungsfunktionen zu gewährleisten, Blutzucker, Blutfette und andere Stoffwechselparameter wie etwa Harnsäure normalisieren sich.
- Eine verringerte Nahrungszufuhr entlastet den Darm und führt zu einer Regeneration der Darmschleimhaut. Als zentrales Verdauungsorgan ist der Darm dann wieder in der Lage, optimal Nahrungsbausteine aufzunehmen und zu verwerten sowie seine wichtigen Immunfunktionen wahrzunehmen.
- Reduzierte Kost tut auch dem Gehirn und den Nerven gut. In Kombination mit einer ausgeglichenen Lebensweise und einem geregelten

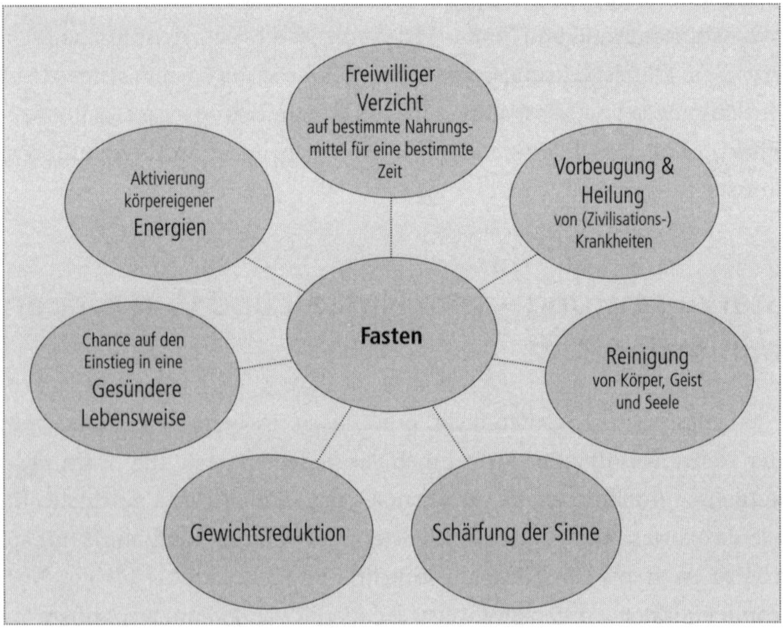

Schlaf-wach-Rhythmus verbessern sich die Schlafqualität sowie die Konzentrations- und Leistungsfähigkeit am Tag. Auch einer Demenz- und Alzheimer-Erkrankung kann man anscheinend vorbeugen.

- Nahrungsverringerung und Nahrungskarenz wirken sich unmittelbar auf unser Erbgut in den Zellkernen aus. Studien haben ergeben, dass sich auf diese Weise die Chromosomenenden vor dem Abbau und die Zellen vor dem vorzeitigen Tod bewahren lassen.
- Das Risiko von Zellentartung und Krebsentstehung lässt sich durch einen verbesserten Zellschutz vor freien Radikalen senken.
- Nicht zuletzt verhilft eine sparsame Nahrungszufuhr in Kombination mit regelmäßiger körperlicher Bewegung zu einer schlanken Figur, zu körperlichem Wohlbefinden sowie zu seelisch-geistiger Vitalität und Frische.

Auf den bisher gelesenen Seiten konnten Sie schon viel über das Wechselspiel von Nahrungskarenzzeiten, über die verschiedenen Hormone sowie das Hunger- und Sättigungsgefühl erfahren. Nun möchten wir Ihnen einen weiteren Aspekt von – vor allem abendlichen – Nahrungspausen und ihre Wirkung auf eines unserer kleinsten, aber gleichzeitig wichtigsten Hormone, den Biokatalysator Melatonin, vorstellen:

Eine Wirkung des Melatonins besteht darin, die Körpertemperatur zu senken und Nacht für Nacht einen »Hibernisationeffekt« in unserem Organismus herbeizuführen. Manche biologische Reaktionen, die bei Tieren nur während des Winterschlafs stattfinden, praktiziert der *Homo sapiens*, also jeder Mensch, normalerweise Nacht für Nacht durch den erhöhten Melatoninanstieg. Dieser Melatoninanstieg ist auch für den Winterschlaf bei Tieren mitverantwortlich. Unter seinem Einfluss wird die Geschlechtshormonsekretion gedrosselt, die Nebennierenrinde und die Keimdrüsen arbeiten langsamer, der Blutdruck sinkt und damit auch die Körpertemperatur.

- Sie sinkt um 3 bis 4 Zehntel Grad, die Billionen Zellen unseres Körpers arbeiten dadurch langsamer und werden weniger belastet. Die Absenkung der Körpertemperatur ist ein Gebiet der Altersforschung, da dieser Effekt für die Verlängerung des Lebens und vor allem für die Verbesserung zahlreicher Organfunktionen von Bedeutung ist.

- Werden die unzähligen biologischen Reaktionen der Zelle reduziert, so sinkt gleichzeitig auch die Irrtumsanfälligkeit. Unser Körper hat darüber hinaus Zeit und Energie, notwendige Reparaturen innerhalb der einzelnen Organe vorzunehmen. Allerdings kann das Melatonin nur dann die Geschwindigkeit der biologischen Reaktionen drosseln, wenn dem Organismus nicht gleichzeitig Energieressourcen über einen vollen Magen angeboten werden. Das Dinner-Cancelling-Konzept, das von sich aus den Melatoninspiegel hebt, kommt dabei vielen Zellfunktionen entgegen. Bei vollem Magen müssen die Energieressourcen verwertet werden; ein gleichzeitiges Energiesparen ist dabei nicht möglich.

Kapitel 6

Von mehr auf weniger: der Weg zur Umstellung

In der Theorie haben Sie viel über die Vorzüge der Nahrungspausen für unseren Organismus gelesen. Wenn Sie sich für das Intervallfasten entschieden haben, ist nun sicher der Punkt gekommen, an dem Sie sich fragen, wie das Ganze in der Praxis funktioniert und wie eine Umstellung gelingen kann.

Nahrungspausen können auf verschiedene Weise und auch in verschiedenen Schritten durchgeführt werden. Die einfachsten Schritte, eine Nahrungspause durchzuführen, bestehen zunächst im Verzicht auf einzelne Lebensmittel, die Sie ansonsten gerne und in größeren Mengen essen. Für den Anfang können Sie einfach mal eine andere Geschmacksrichtung ausprobieren. Der Mensch ist ein Gewohnheitstier. Oft werden bestimmte Nahrungsmittel aus Bequemlichkeit eingekauft und gegessen. Ob diese Dauerbrenner einem nun guttun oder nicht, merkt man üblicherweise nicht oder nur schleichend. Durch Vielfalt auf unserem Einkaufszettel können wir die wunderbare Welt des vielfältigen Geschmackes neu entdecken und uns auf eine interessante neue kulinarische Reise begeben. Hochwertigere Lebensmittel haben zwar ihren – berechtigten – Preis, wer aber ein wenig kreativ und findig ist, der wird auch hier nicht allzu tief in den Geldbeutel greifen müssen. Kaufen Sie also mit Fantasie und offenen Augen ein. Oft sind es nur kleine Veränderungen, wie zum Beispiel einmal einen anderen Laden als den herkömmlichen Supermarkt aufzusuchen oder gleich auf den Markt zu gehen. Übrigens: Bauernmärkte gibt es inzwischen schon fast in jedem Viertel, auch innerhalb der Stadt, zumindest aber am Stadtrand. Lassen Sie sich inspirieren – von Gewürzen und Gerüchen –, und vertrauen Sie Ihrer Nase.

Sind Sie leidenschaftlicher Brotesser? Ein guter Ansatz für die Umstellung, denn es muss nicht immer Brot sein. Es gibt so viele Grundnahrungsmittel, die Ihre Küche bereichern können. Brot ist leider allgegenwärtig, da es praktisch überall angeboten wird. Besonders dort, wo schnell gegessen wird und Menschen sich auf andere Dinge konzentrieren, wie beispielsweise in Einkaufspassagen oder am Bahnhof. Die Brotmahlzeit für zwischendurch erweist sich aber als nicht unbedeutender Kalorienträger und enthält darüber hinaus viele Geschmacks- und Konservierungsstoffe und viel Salz. Wer im Restaurant hungrig auf sein Essen wartet, sollte vorsichtshalber den gereichten Brotkorb zurückgeben. Bestellen Sie stattdessen eine Flasche Wasser. Wer vor dem Essen Wasser trinkt, hat weniger Hunger und wird auch weniger Alkohol zum Essen trinken. Beim Essen sollte man auf das gute Einspeicheln achten und langes Kauen nicht vergessen. Getränke zum Essen können dies möglicherweise unterbinden.

Wenn Sie das nächste Mal Erledigungen machen oder eine Reise unternehmen, dann bereiten Sie sich einfach auf den Zwischenhunger vor und nehmen gegebenenfalls etwas aus der eigenen Küche mit. Das können Obststücke oder auch ein paar Gemüsestangen sein. Für diejenigen, die anfangs nicht auf Getreide verzichten möchten, gibt es zum Beispiel Alternativen wie Reiswaffeln. Doch der Hunger wird sich bei Ihnen melden! Seien Sie also auf ihn vorbereitet.

Erscheinen diese gezielten Schritte ins limitierte Fasten für den Anfang zu schwierig, ist es zunächst auch möglich, nur eine oder zwei Mahlzeiten am Tag auszulassen. Besonders hat sich das Dinner-Cancelling, also das Auslassen der Abendmahlzeit, bewährt. Hierzu wird es im Folgenden noch praktische Tipps und neue Erkenntnisse geben.

Weniger essen bedeutet vor allem auch, gezielt die richtigen Lebensmittel auszuwählen, also bewusster zu essen, langsamer zu essen, intensiver zu kauen und auf diese Weise mit weniger Nahrung genauso satt zu werden wie Menschen, die viel mehr essen.

Gesund ernährt – der Einkauf macht den Unterschied

Lebensmittelhersteller wissen sehr genau, worauf es ankommt, und verführen uns mit allen erdenklichen Tricks. Durch appetitliche Optik und ansprechende Verpackungen suggeriert uns die Lebensmittelindustrie, dass wir die häufig viel zu fetten oder zu süßen und mit Zusatzstoffen hergestellten Speisen und Getränke unbedingt brauchen. So essen wir Aromen statt echter Früchte, künstlichen Käse, mit Hormonen und Antibiotika vollgepumptes Fleisch und Geflügel oder Fertigspeisen mit unzähligen Geschmacksverstärkern. Hauptsache, es sieht lecker aus und ist billig. Doch Sie haben die Wahl. Machen Sie aus Ihrem Einkauf keine Jagd nach Sonderangeboten, sondern ein echtes Erlebnis für alle Sinne. Zum Beispiel, indem Sie auf dem Markt einkaufen gehen und dort frische, unverarbeitete Nahrungsmittel kaufen und sich nach Gewürzen und Kräutern umsehen. Vielleicht können Sie den Marktbesuch auch mit einem Fahrradausflug verbinden. Dann schlagen Sie gleich zwei Fliegen mit einer Klappe: Bewegung und gesunde Kost. Und denken Sie immer daran: Qualitativ hochwertige Nahrung wird selten im Discounter angeboten, und wer glaubt, ein paar Euro für seine Lebensmittel einsparen zu können, muss dieses Geld später möglicherweise in teure Medikamente investieren.

Kehraus im Darm mit Ballaststoffen

Ballast – das klingt zunächst nach etwas Überflüssigem, nach etwas, das nicht zu gebrauchen ist. Tatsächlich aber sind Ballaststoffe für unsere Verdauung unverzichtbar. Sie dienen der Verdauung, sind für die Darmpflege wichtig und helfen uns bei der täglichen Entgiftung. Dennoch essen die meisten Menschen viel zu wenig davon. Was genau aber sind diese wichtigen Ballaststoffe eigentlich? Zunächst einmal wird zwischen löslichen und unlöslichen Ballaststoffen unterschieden. Beide zusammen werden Gesamtballaststoffe genannt. Lösliche Ballaststoffe sind vor allem in Obst und Gemüse enthalten, während sich die unlöslichen im Getreide und in Hülsenfrüchten finden. Die löslichen Ballaststoffe dienen als Quellstoffe im Darm, da sie den Stuhlbrei weicher machen und so für eine reibungslose Entleerung sorgen. Gleichzeitig sind sie Nahrung für die Bakterien des Darms. Diese können sich dadurch stark vermehren, was eine gesunde Darmflora garantiert. Die guten Geister des Darms verwerten die Ballaststoffe wiederum, und es entstehen kurzkettige Fettsäuremoleküle, die unsere Darmwand so dringend zur Pflege braucht.

Unlösliche Ballaststoffe binden weniger Wasser, werden dafür aber auch kaum von den Bakterien abgebaut, was das Stuhlvolumen vergrößert und so die Ausscheidung anregt und beschleunigt. Darüber hinaus fördern Ballaststoffe das Sättigungsgefühl und bewirken, dass die Nahrung länger und besser gekaut wird. Das ist wichtig, denn Verdauung beginnt im Mund beim Zerkleinern der Nahrung. Wer sein Essen hinunterschlingt, verdaut die Nährstoffe nicht ausreichend, und es kommt zu Verdauungsbeschwerden. Ballaststoffreiche Nahrung, langsam gekaut, ist also ein wichtiger Schritt auf dem Weg in die Ernährungsumstellung.

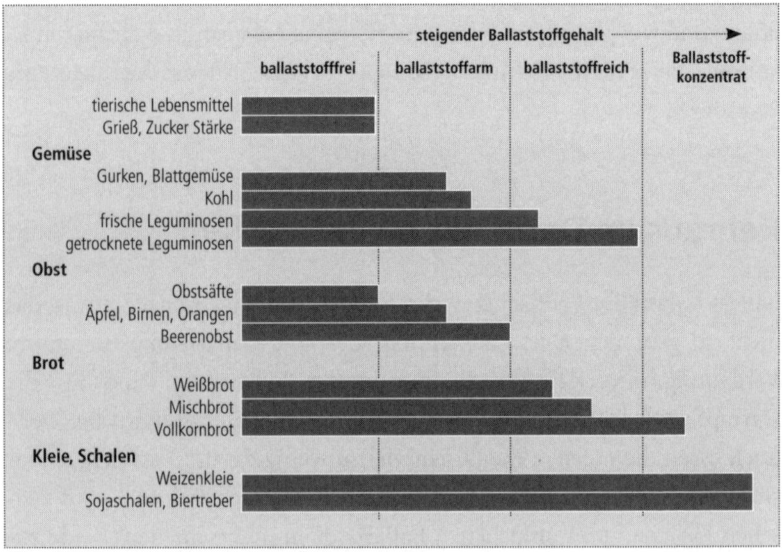

Interview

Dr. Burkhard Schütz ist Arzt und Molekularbiologe

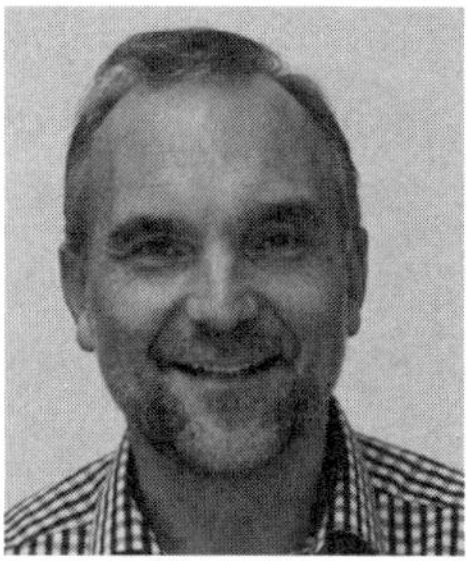

Dr. Schütz, Sie haben viel zum Thema Mikrobiom und Stoffwechsel geforscht. Der Verdauungsapparat spielt offensichtlich eine besondere Rolle bei der Gewichtskontrolle.

Die meisten Menschen denken am liebsten nicht viel über ihren Darm nach. Erst wenn er mit Bauchweh, Blähungen oder Durchfall die Aufmerksamkeit sozusagen »unüberhörbar« auf sich zieht, wenden sie sich ihrem Darm zu. Arbeitet er still und leise vor sich hin, dann ist der Darm kein Thema – im Gegenteil, meist sind er und alles, was mit ihm zusammenhängt, tabu. Er und seine Arbeit sind unappetitlich und »anrüchig«, wer mag sich damit schon beschäftigen?

Doch wer abnehmen will, der sollte sein Augenmerk auf dieses Organ lenken. Hartnäckiges Übergewicht kann seine Ursache nämlich im Darm haben, genauer in der Darmflora. Da sind keine Blumen im Bauch, wie man vielleicht meinen könnte, sondern das ist eine nicht ganz richtige Bezeichnung für alle Bakterien, die sich im Darm tummeln. Der korrektere Begriff dafür ist »intestinale Mikrobiota«, da steht intestinal für »Darm« und Mikrobiota für so etwas wie »Gesamtheit der kleinen Lebewesen«. Und von diesen kleinen Lebewesen gibt es sehr viele: Im menschlichen Darm leben etwa zehnmal so viele Bakterien, wie der Körper Zellen hat! Die Darmbakterien sind dabei nicht alle gleich: Manche sind kugelig, andere länglich, manche haben kleine Schwänze, mit denen sie sich fortbewegen können, andere nicht, manche vertragen keinen Sauerstoff, andere tolerieren ihn usw. Sie heißen zum

Beispiel *Escherichia coli, Bifidobacterium bifidum, Lactobacillus salivarius, Akkermansia muciniphila, Faecalibacterium prausnitzii* oder noch anders. Ordnet man diese Bakterien Gruppen zu, dann stellt man fest, dass 99 Prozent der Darmbakterien zu den Gruppen der Firmicutes, Bacteroidetes, Proteobacteria und Actinobacteria gehören. Lange Jahre hat man nicht genau gewusst, welche Bakterien sich tatsächlich im Darm des Menschen aufhalten. Allerdings hat man der Darmflora auch keine große Bedeutung beigemessen. Die aktuelle Forschung zeigt, dass das ein großer Irrtum war: Der Körper und seine intestinale Mikrobiota beeinflussen sich gegenseitig stark, so stark, dass die Bakterien im

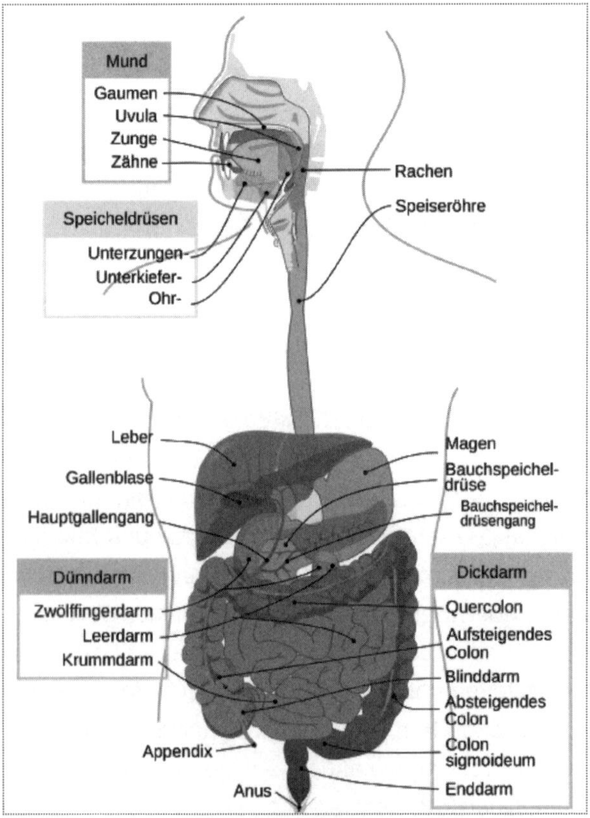

Darm mit entscheidend dafür sind, ob ein Mensch gesund bleibt oder krank wird. Deutliche Zusammenhänge gibt es etwa bei Fettleibigkeit, Darmerkrankungen, Zuckerkrankheit, Rheuma, Alzheimer-Demenz und sogar bei Autismus. Und deshalb sind der Darm und seine Bewohner auch wichtig, wenn es ans Abnehmen gehen soll.

Der Darm besteht aus zwei Teilen: dem Dünndarm und dem Dickdarm. Die beiden unterscheiden sich erheblich. Im Dünndarm, der im Verdauungstrakt direkt an den Magen anschließt, werden durch Verdauungsenzyme die Nährstoffe aus unserem Essen aufgespalten und vom Körper aufgenommen. Im Dünndarm kommen nur relativ wenige Bakterien vor. Im nachfolgenden Dickdarm geht es dann vor allem darum, das im übrig gebliebenen Verdauungsbrei enthaltene Wasser in den Körper zurückzuholen. Die »Essensreste« im Dickdarm sind für unseren Körper uninteressant – für Bakterien aber ein Paradies. Daher gibt es im Dickdarm besonders viele Bakterien. Welche und wie viele Bakterien dort leben, ist abhängig davon, was wir essen. Sind zum Beispiel viele Ballaststoffe im Essen enthalten, können sich andere Bakterien besser vermehren, als wenn wir fleischreich essen. Bei einer Untersuchung der Bakterien einer Stuhlprobe kann man also tatsächlich sehen, wie sich ein Mensch überwiegend ernährt. Wer sein Essen verändert, beispielsweise vom Vegetarier zum Fleischesser wird, der verändert langfristig auch seine Darmflora.

Übrigens: Dein Darm ist, was du isst! So könnte man die Wirkung unseres Essens auf unsere Darmflora kurz beschreiben, denn sie reagiert sehr schnell auf das, was wir essen. Die Bakterienarten darin bleiben aber dennoch recht lange stabil. Erst nach einem längeren Zeitraum mit einer geänderten Ernährungsweise verändert sich der Darmflora-Typ grundlegend.

Jeder Mensch »züchtet« sich also mit dem, was auf seinen Teller kommt, seine ganz individuelle intestinale Mikrobiota an. Und jetzt kommen wir wieder zurück zum Abnehmen: Die Bakteriengruppen der Firmicutes und der Bacteroidetes (siehe oben) spielen dabei eine Rolle. Die Firmicutes sind in der Lage, aus bestimmten, für den Menschen unverdaulichen Ballaststoffen im Dickdarminhalt Stoffe herzustellen, die der Körper aufnehmen und verwerten kann. Das heißt im Klartext: Firmicutes versorgen ihren Menschen mit zusätzlichen Kalorien! Je mehr Firmicutes im Darm vorkommen, desto mehr Kalorien können es werden. Und das macht sich auf Dauer auf der Waage bemerkbar. Tatsächlich zeigen entsprechende Untersuchungen, dass Übergewichtige oft zu viele Firmicutes (F) in sich tragen.

Die Bacteroidetes (B) liefern solche Zusatzkalorien nicht, von ihnen sind bei Menschen mit hohem Körpergewicht aber weniger im Darm anzutreffen. Daher schaut man sich im Labor an, wie das Verhältnis der beiden Bakteriengruppen zueinander ist. Liegt es bei (F : B) 1 : 1 bis 3 : 1, ist alles in Ordnung – keine zusätzlichen Kalorien machen das Leben schwer. Liegt das Verhältnis jedoch darüber, sind also mehr als dreimal so viele Firmicutes wie Bacteroidetes im Darm, dann macht dem Betroffenen das Mehr an Kalorien zu schaffen. Derart verschobene Bakterienverhältnisse kommen bei etwa 35 Prozent aller Übergewichtigen vor. Es gibt Menschen, die ein Verhältnis von (F : B) 200 : 1 in ihrem Darm haben, da ist die versteckte Zusatzversorgung enorm! Wenn Sie also, obwohl Sie wenig essen, dennoch zunehmen, liegt es vielleicht an Ihrer Darmflora. Sprechen Sie mit Ihrem Hausarzt über das Phänomen des Firmicutes-Überschusses. Bei ihm können Sie auch eine Stuhlprobe abgeben, die auf Ihr individuelles F : B-Verhältnis untersucht wird. Sollte das Ergebnis ein Überwiegen der Firmicutes zeigen, dann haben Sie einen wesentlichen Übeltäter Ihres Übergewichtes gefunden.

Doch das ist noch nicht alles, was die Darmflora von Übergewichtigen anders macht. Übergewichtige leiden generell daran, dass sie weniger unterschiedliche Bakterienarten im Darm haben. Das fördert eine weitere Gewichtszunahme und macht Diäten erfolgloser. Ein Teufelskreis, der zu immer mehr Kilos führt! Eine Fettleibigkeit (Adipositas) droht!

Darüber hinaus sind zwei Bakterienarten im Darm von stark Übergewichtigen deutlich unterrepräsentiert: *Akkermansia muciniphila* und *Faecalibacterium prausnitzii*. Genau diese beiden erfüllen jedoch wichtige Funktionen für den Darm, *Akkermansia* regt die Schleimbildung an, und *Faecalibacterium* produziert verschiedene Stoffe, die die Darmzellen ernähren und die natürliche Darmbewegung fördern sowie Entzündungen im Darm zu verhindern helfen. Mangelt es an diesen Bakterien, wird die Darmschleimhaut dünner und durchlässiger, und der Darm hungert und neigt zu Entzündungen. Ist dies der Fall, sollte unbedingt ein Arzt aufgesucht werden, der den Darm auf Entzündungen untersucht, denn die Folgen können ein Reizdarm, eine Darmentzündung, Allergien, Autoimmunerkrankungen und mehr sein. Wenn eine Untersuchung Ihrer Darmflora zeigt, dass diese Bakterienarten fehlen, dann sollten unbedingt weitere Analysen und Therapien eingeleitet werden.

Übrigens: Benutzen Sie oft Süßstoffe? Die Forschung hat gezeigt, dass diese Süßmittel die Darmschutzflora beeinflussen. Gerade *Akkermansia* und ein Bacteroidetes-Bakterium leiden besonders darunter!

Wie kann Ihnen nun Ihr Darm beim Abnehmen helfen? Sorgen Sie für mehr Bacteroidetes, mehr *Akkermansia* und mehr *Faecalibacterium* in Ihrer Darmflora und lassen Sie Ihre Firmicutes ein bisschen hungern. Leider lassen sich die gewünschten drei Bakterien bisher nicht als probiotische Produkte zum Einnehmen kaufen. Also sollten Sie über das Essen in Ihrem Darm für die drei erwünschten gute und für die nichterwünschten Firmicutes schlechte Bedingungen herstellen. Das ist recht einfach: Essen Sie mehr Förderer von Bacteroidetes, *Akkermansia* und *Faecalibacterium* und weniger Hemmer sowie Hemmer der Firmicutes und weniger von deren Förderern. Übrigens: Ein Anheben des *Akkermansia*-Bewuchses

Abnehmen mit dem Darm? Anders essen!		
	Förderer	**Hemmer**
Firmicutes	Stärke	Low-Carb-Ernährung
Bacteroidetes	Apfelpektin, Akazienfasern	Frukto-Oligosaccharide (FOS) Inulin Galakto-Oligosaccharide (GOS) Raffinose (Hülsenfrüchte)
Akkermansia	Frukto-Oligosaccharide (FOS). Inulin, Galakto-Oligosaccharide (GOS)	Fettreiche Ernährung
Faecalibacterium	Frukto-Oligosaccharide (FOS) Inulin Galakto-Oligosaccharide (GOS) Raffinose (Hülsenfrüchte) Akazienfasern	

allein führte in Studien schon zu einem Gewichtsverlust durch Fettabbau, und auch die Gefahr einer Zuckerkrankheit sank.

Konkret heißt das: Stellen Sie zuerst Ihre Ernährung auf »Low-Carb« um, essen Sie also nur wenig Vollkornprodukte, meiden Sie Weißmehlprodukte, hellen Reis und Zucker, essen Sie wenig Obst, aber dafür viel buntes Gemüse (Auberginen, Blumenkohl, Brokkoli, Knoblauch, Kürbis, Mangold, Paprika, Porree, Rote Bete, Rosenkohl, Spinat, Tomaten, Wirsing, Zucchini, Zwiebeln usw. Essen Sie alles an Saisongemüse, was der Markt bereithält!), ganz nach Ihrem Geschmack mit Kräutern und Gewürzen angemacht. Essen Sie außerdem mehr gute Fette (Olivenöl, Nussöle, Butter und frisches [!] Leinöl) und Proteine (Fleisch, Fisch, Eier). Besorgen Sie sich darüber hinaus ein Apfelpektin- oder Akazienfasern-Produkt, das Sie zusätzlich einnehmen. Wenn Sie diese Umstellung geschafft haben, werden Sie merken, dass die ersten Pfunde schon purzeln! Machen Sie dann den zweiten Schritt: Erhöhen Sie in Ihrem Essen den Anteil an Hülsenfrüchten wie Erbsen, Bohnen und Linsen und holen sich noch ein zweites Produkt mit Inulin, Frukto-

und/oder Galakto-Oligosacchariden. Wenn Sie dauerhaft auf diese Art essen, verlieren Sie Gewicht und regenerieren Ihren Darm – er und Ihre Gesundheit werden es Ihnen danken!

Lebensquell Wasser

Ohne Nahrung kann der Mensch wochenlang überleben, ohne Wasser dagegen nur wenige Tage. Das liegt vor allem auch daran, dass der menschliche Körper zu etwa zwei Dritteln aus Wasser besteht. Etwa 50 Prozent unseres Blutes bestehen aus Wasser. Auch Harn und Schweiß bestehen letztlich aus Stoffwechselabbauprodukten, die in Wasser aufgelöst sind. Wasser ist Lösungsmittel für fast alle Stoffe in unseren Zellen, regelt die Körpertemperatur sowie die Herz-Kreislauf-Funktion und die Verdauung. Unser Stoffwechsel kann ohne Wasser nicht funktionieren.

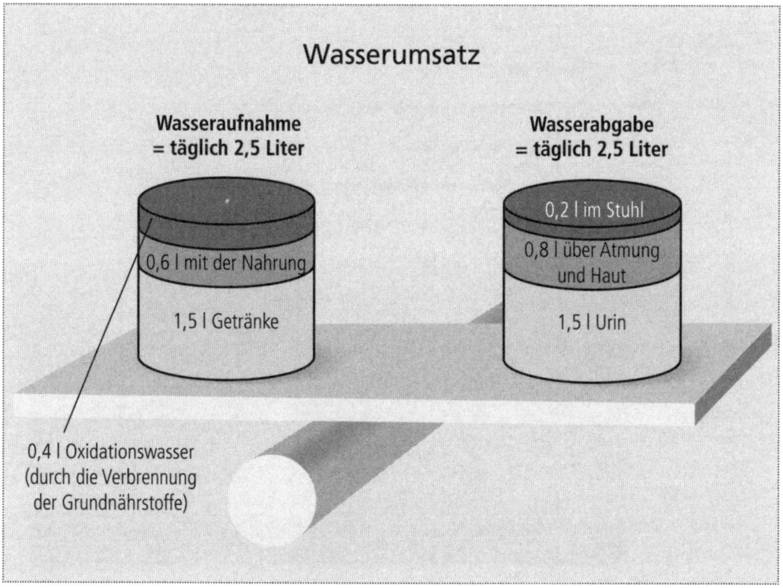

Normalerweise ist Durst ein Alarmsignal, dass wir zu wenig getrunken haben. Doch Vorsicht! Stellt sich das Durstgefühl ein, hat man bereits 0,5 Prozent an Flüssigkeit verloren. Daher ist es besser, schon vorher ans Trinken zu denken. Außer Durst gibt es noch andere Warnsignale, die einen Flüssigkeitsmangel anzeigen. Beispielsweise verweist konzentrierter, dunkler Urin auf eine unzureichende Wasseraufnahme. Kopfschmerzen, trockene Schleimhäute und Konzentrationsschwäche sind weitere Indizien für Flüssigkeitsmangel. Da Wasser unentbehrlich für den Stoffwechsel ist, kann häufige Verstopfung (Obstipation) ebenfalls ein Hinweis auf zu wenig Flüssigkeitszufuhr sein.

Tipps rund ums Trinken:

Trinken Sie täglich etwa 2 bis 3 Liter, am besten Mineralwasser, verdünnte Fruchtsäfte, Kräutertees oder grünen Tee. Die Flüssigkeit hält Haut und Bindegewebe elastisch, lässt das Blut gut fließen, schwemmt Schla-

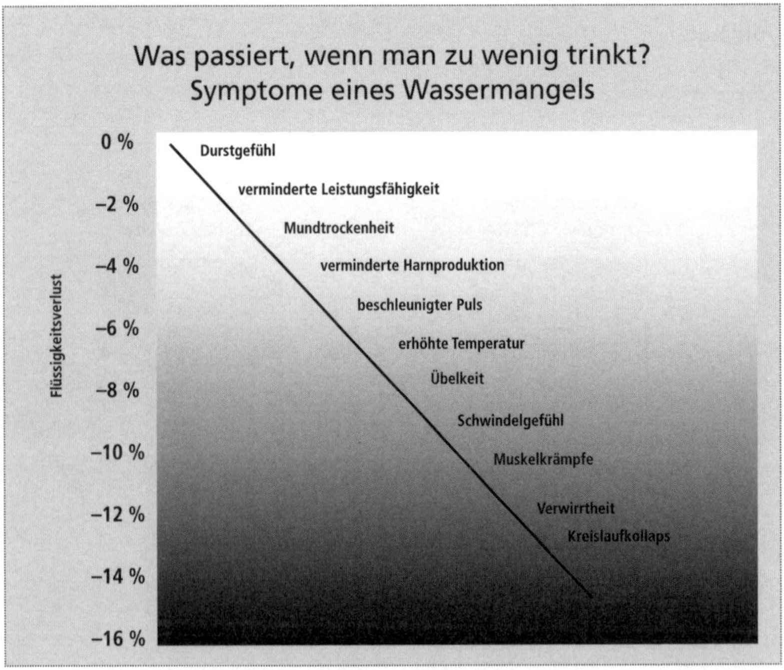

ckenstoffe aus und kurbelt den Kreislauf an. Manche Menschen vergessen einfach, ausreichend zu trinken, weil sie so sehr mit anderen Dingen beschäftig sind und das Durstgefühl verdrängen oder erst gar nicht richtig wahrnehmen. Es ist aber besonders wichtig, daran zu denken, regelmäßig Flüssigkeit zu tanken, vor allem an heißen Tagen. Nehmen Sie daher eine Wasserflasche für unterwegs mit und stellen Sie bei der Arbeit, wenn möglich, eine Flasche Wasser und ein Glas in Reichweite. Dann nehmen Sie immer wieder einen Schluck Wasser zu sich. Im Sommer sind erfrischende Getränke besonders wohltuend, zum Beispiel Eistee aus grünem oder schwarzem Tee, den Sie mit Zitronensaft und einem Löffel Honig abschmecken, mit frischen Minze- oder Zitronenmelisseblättern verfeinern und mit Eiswürfeln auffüllen können. Das schmeckt köstlich und ist obendrein noch sehr gesund!

Salz, das weiße Gold

Unter Experten wird Salz kontrovers diskutiert. Während die einen im Salz Teufelswerk sehen, bedeutet es für die anderen einen unverzichtbarer Nahrungs- und Geschmacksbestandteil. So widersprüchlich die Argumentationen für und gegen Salz auch sein mögen – eines steht fest: Salz ist lebensnotwendig! Ohne Salz könnten viele Körperfunktionen nicht aufrechterhalten werden, und ohne Salz würden wir regelrecht austrocknen. Zum Überleben benötigt der Mensch täglich wenigstens rund 500 Milligramm Natrium, das entspricht rund 1,3 Gramm Salz. Die von Medizinern empfohlene Tagesmenge Natrium liegt bei 1500 Milligramm beziehungsweise 3,8 Gramm Salz. Und hier kommt auch schon das Problem: Die meisten Menschen nehmen im Durchschnitt das Doppelte zu sich. Dieser hohe Salzkonsum kann verantwortlich für Bluthochdruck sein, Herz und Gefäße schädigen und auf Dauer die Nieren belasten.

Nach einer aktuellen Bewertung des Max-Rubner-Instituts (MRI), des Robert-Koch-Instituts (RKI) und des Bundesinstituts für Risikobewertung (BfR) liegt die tägliche Salzaufnahme der deutschen Bevölkerung bei durchschnittlich 9 Gramm bei Männern und etwas mehr als 6 Gramm bei Frauen. Daher empfiehlt die Gesundheitsbehörde, die Salzaufnahme auf 3 bis maximal 6 Gramm pro Tag zu reduzieren. Die Weltgesundheitsorganisation WHO gab sich 2003 sogar überzeugt, dass 3 Gramm Salz weniger am Tag die Zahl der Schlaganfälle um 22 Prozent und die Zahl der Herztodesfälle um 16 Prozent senken könnte.

Da liegt es nahe, den Salzstreuer öfters einmal stehen zu lassen und stattdessen mit Kräutern und Gewürzen Speisen schmackhaft zu bekom-

Gesund salzen – Tipps für die richtige Menge Salz

- Greifen Sie nach Möglichkeit nicht automatisch zum Streuer, um nachzusalzen. Verwenden Sie zum Würzen auch Kräuter und andere Gewürze. Achten Sie bei Gewürzmischungen auf den Salzgehalt.
- Frisches Obst und Gemüse haben einen hohen Wassergehalt und helfen somit auch bei der Ausschwemmung von Salz.
- Käse und Wurstwaren immer nur in kleinen Mengen essen. 50 Gramm Wurst oder Käse können bis zu 2 Gramm Kochsalz enthalten.
- Gepökelte, gesalzene und geräucherte Fleisch- und Fischwaren meiden, insbesondere Fertigprodukte, Konserven und Salzgebäck.
- Viel trinken hilft, Salz aus dem Körper zu schwemmen. Am besten eignen sich Leitungswasser, Mineralwasser, verdünnte Fruchtsäfte oder Tee.
- Beim Genuss von besonders salzreicher Kost über einen längeren Zeitraum hinweg empfiehlt sich ein Ausgleich mit Obsttagen oder Reis-/Obsttagen.
- Wählen Sie im Restaurant statt Suppen und Soßen doch öfter mal Folienkartoffeln, Pellkartoffeln, reichlich Gemüse, Reis, gekochten oder gegrillten Seefisch und/oder gegrilltes Fleisch.

Um eines aber klarzustellen: Nicht das Natrium selbst fördert das Übergewicht. Eine erhöhte Salzzufuhr kann allerdings zur Wasserretention (Wasserspeicherung im Gewebe) führen. Nun sind viele salzhaltige Lebensmittel häufig mit zusätzlichen Kalorien verbunden, die natürlich ins Gewicht fallen. Salz macht ja auch fette Lebensmittel haltbarer – eine gefährliche Allianz, die unbemerkt auf das Gewicht schlagen kann!

men. Das sichtbare Salz im Streuer ist jedoch nicht allein für unseren hohen Salzkonsum verantwortlich. Die Liste der Nahrungsmittel mit versteckten Salzen ist lang. Wir haben es ja schon oben verraten: Brot ist ein echter Salzlieferant! Einen hohen Kochsalzgehalt garantieren zum Beispiel aber auch Wurstwaren, Konserven, Fertiggerichte, Soßen, Marinaden und Fleischextrakte. Das darin enthaltene Salz übersteigt häufig schon den normalen Tagesbedarf. Ähnlich schlecht steht es um den Salzgehalt der Fertigprodukte: Stolze 75 Prozent unseres gesamten Salzkonsums decken wir über industriell gefertigte Nahrung. Fertigprodukte, stark Gepökeltes und stark gesalzene Lebensmittel sollten aus diesem Grund nur selten verzehrt werden. Leider wird der Salzgehalt bei Lebensmitteln auf Verpackungen selten angegeben, und in der Regel ist auf der Verpackung nur der Natriumgehalt genannt. 0,4 Gramm Natrium entsprechen 1 Gramm Kochsalz. Wer nicht kopfrechnen will: Die Verbraucherzentrale NRW hat einen Salzrechner auf ihrer Website.

Wer in Zukunft seinen Speisen mehr durch Kräuter und Gewürzen Geschmack verleiht und weniger Fertigprodukte verzehrt, wird möglicherweise zunächst das Gefühl haben, dass alles recht fade schmeckt. Aber keine Sorge, nach 2 bis 3 Wochen sind die Geschmacksnerven sensibilisiert. Zudem wurde festgestellt, dass Geschmack nicht nur einen allgemeinen kulturellen, sondern auch einen ganz individuellen Erziehungshintergrund hat. Die Mutter kochte viel mit Salz? Dann werden Speisen mit weniger Salzgehalt später nicht mehr als so schmackhaft empfunden. Eltern sollten deshalb darauf achten, wie sie würzen, denn die Kinder werden sich deren Art und Weise, Speisen würzen, später zu eigen machen.

Bei aller Vorsicht mit dem Salz – vergessen wir nicht, dass Salz auch lebensnotwendig ist. Eine streng natriumarme Kost oder natriumarme Lebensmittel sind nur bei schwerer Herzmuskelschädigung oder schwerer Nierenerkrankung nach ärztlicher Beratung erforderlich.

Phosphate – bedenkliche Alleskönner

Für die Lebensmittelindustrie sind sie überaus praktisch und stecken daher in fast allen verarbeiteten Lebensmitteln. Mit ihnen werden Fleisch- und Wurstwaren sowie Fischkonserven und Backwaren gesäuert und konserviert. Der Schmelzkäse kommt ohne sie genauso wenig aus wie Milchprodukte, die stabilisiert und verdickt werden müssen. Gleichzeitig verhindern sie das Verklumpen von Puddingpulver und Babybrei und bewahren die Farbe von Cola. Wer vorzugsweise Fast Food zu sich nimmt oder andere stark verarbeitete Lebensmittel und Fertigprodukte, läuft Gefahr, seinen Körper mit Phosphaten zu überschwemmen. Ernährungsexperten schlagen daher Alarm: In den vergangenen drei Jahrzehnten hat sich die Phosphataufnahme verdoppelt!

Dabei geht es nicht um die natürlichen Phosphate, die von Natur aus in Fleisch, Hülsenfrüchten und Nüssen enthalten sind und nur zu etwa 60 Prozent vom Körper aufgenommen werden. Der gesunde, erwachsene Mensch verfügt über circa 0,7 Kilogramm Phosphat im Körper – das entspricht etwa 1 Prozent der Körpermasse. Natürliche Phosphate sind wichtige Minerale für den Körper. 70 bis 80 Prozent des Phosphats finden sich zum Beispiel zusammen mit Calcium in Knochen und Zähnen.

Künstliches Phosphat dagegen wird fast vollständig vom Organismus aufgenommen und kann unter anderem die Nieren schädigen.

Übrigens kann der regelmäßige Genuss von phosphatreichen Lebensmitteln auch erheblich zum Magnesiummangel im Körper beitragen. Magnesium ist aber ein wichtiges Element, das beruhigend auf den Körper einwirken kann und für seine Stresslinderung bekannt ist.

Übrigens: Der zulässige Phosphatgehalt in Cola-Getränken liegt bei 700 Milligramm pro Liter, zugesetzt werden meist etwas über 500 Milligramm pro Liter. Da das Phosphat in diesen Getränken leicht aufgenommen wird, ist die effektive Phosphatbelastung durch einen Liter Cola enorm, zumal weder Calcium noch Magnesium enthalten sind.

Und nur an Rande: Neuere Einsichten in die hormonale Regulation des Phosphatstoffwechsels belegen, dass der erst vor Kurzem nachgewiesene Faktor Fibroblast Growth Factor 3 (FGF23) und das Proteohormon Klotho die Serumphosphat-Konzentration kontrollieren. Über diese hormonalen Faktoren ist Phosphat also mit nachhaltigen Schädigungen von Herz und Gefäßen verbunden. Im Tierversuch beschleunigt es sogar Alterungsvorgänge, besonders an den Gefäßen!

Tipps für eine geringere Phosphataufnahme

- Käse besitzt hohe Mengen an Phosphat. Hier gilt die Faustregel: Je härter der Käse, desto mehr Phosphat enthält er. Ausnahme hierbei ist der Schmelzkäse, der aufgrund der enthaltenen Schmelzsalze sehr viel Phosphat enthält.
- Beim Kauf insbesondere von Limonaden, Backpulver, Kondensmilch und Puddingpulver auf den Phosphatgehalt achten.
- Stark phosphathaltige Lebensmittel wie Wurstwaren und Hartkäse nur in kleinen Mengen essen.
- Beim Backen Weinstein-Backpulver benutzen. Es enthält gegenüber herkömmlichem Backpulver deutlich weniger Phosphat.
- Fertigprodukte nach Möglichkeit meiden.

Kapitel 7

Praxisteil: So gelingen Nahrungspausen

Haben Sie alle Tipps befolgt und eine Zeit lang Ihre Ernährungsgewohnheiten beobachtet, sind Sie optimal gerüstet für den zweiten Schritt in Richtung Nahrungspausen.

Noch einmal zur Erinnerung: Nahrungspausen sind weder tagelanges Hungern noch Nulldiät und erfordern auch keine aufwendigen Vorbereitungen wie etwa bei der klassischen Fastenkur. Stattdessen verordnen wir uns selbst in Intervallen eine Pause von der Nahrungszufuhr. Dabei muss nur auf genügend Flüssigkeitszufuhr geachtet werden. Am Tag zuvor sollte nur leichte Kost wie etwa Früchte, Gemüsegerichte, Salate mit Sprossen, Vollkorntoast mit Hummus (Kichererbsenpüree) oder Pellkartoffeln mit Mandelmus auf dem Speisezettel stehen.

Schwer verdauliche Gerichte sind dagegen nicht empfehlenswert. Nach 18 Uhr sollte keine feste Nahrung mehr konsumiert werden (Dinner-Cancelling).

Auch an dieser Stelle müssen wir mit einem Vorurteil aufräumen: Es ist prinzipiell nichts Schlechtes daran, ein Abendessen zu zelebrieren, besonders wenn man dies in Gemeinschaft tun kann. Häufig werden dadurch psychosoziale Bindungen geknüpft, die uns Lebensfreude bringen und auch glücklich machen können. Besonders am Abend neigen wir in unseren Breitengraden aber zur Brotzeit oder essen vielleicht noch etwas Warmes, weil man ja Zeit zum Kochen hat. Bei diesem Essverhalten wird leider der nächtliche Kalorienbedarf häufig überschritten, was dem Abnehmen im Wege steht. Wer morgens kalorienreichere Lebensmittel verzehrt, hat über den Tag noch die Möglichkeit, durch entsprechende Bewegung diese Energiedichte wieder körperlich abzubauen. Das gelingt nun am Abend oder in der Nacht naturgemäß deutlich weniger. Wie sich die Nahrungspause am Abend auf unsere Hormone auswirken kann, werden wir gleich noch besprechen.

Falls sich der Hunger am eigentlichen Nahrungspausentag schon am Vormittag meldet, könnte gegebenenfalls bereits ein Süppchen Abhilfe schaffen. Am Nachmittag ist dann Zeit für den frisch gepressten Gemüsesaft, zum Beispiel aus Gurke, Staudensellerie, jungem Spinat und Blattsalaten. Auch Rote Beten, Karotten und Brokkoli eignen sich bestens für einen frischen Gemüsedrink. Der Auswahl und der Fantasie in der Zusammenstellung sind hier keine Grenzen gesetzt. Wenn Sie sich ganz viel Gutes tun wollen, können Sie Ihrem Gemüsesaft noch Wildkräuter wie Brennnessel, Löwenzahn oder roten Sauerampfer beigeben. Diese Wildkräuter stecken voller Mineralien, Vitamine und sekundärer Pflanzenwirkstoffe und sind auf diese Weise exzellent geeignet, Ihre Kraftreserven aufzufüllen und Ihren Organismus mit neuer Energie zu betanken.

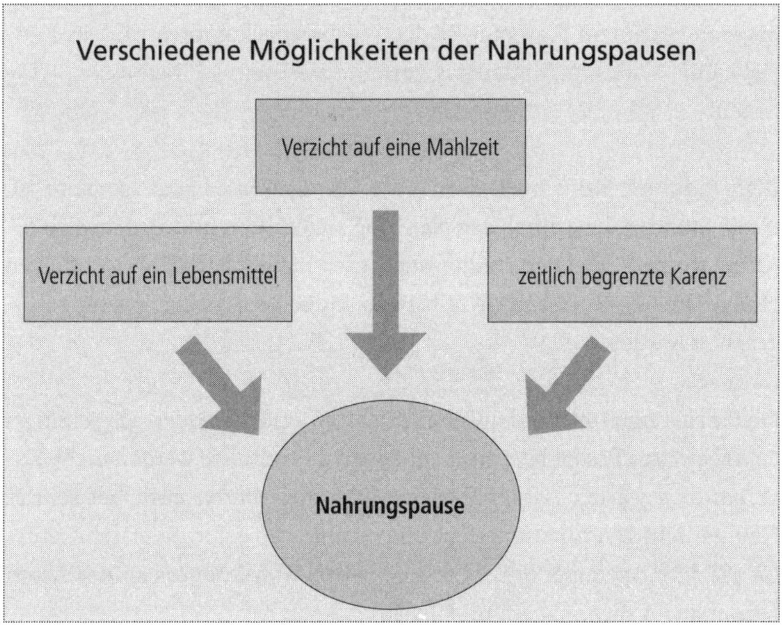

In welchem Rhythmus wird gefastet?

Die Intervalle können mehrstufig vorgenommen werden. Zu Anfang werden Sie sich vielleicht noch nicht an eine längerfristige Nahrungspause herantrauen. In diesem Fall gelingt Ihnen der Einstieg, wenn Sie zunächst auf die Zwischenmahlzeiten und Snacks verzichten. Zwischen den Mahlzeiten sollten mindestens 4 Stunden Pause liegen.

Dann die Pausen auf 8 Stunden ausweiten, beispielsweise von 12 Uhr mittags bis zum Abend.

Später wird die Essenspause dann auf 14 Stunden erweitert. Das bedeutet: Nach 8 Stunden Schlaf in der Nacht ist schon das meiste geschafft. Nun noch das Frühstück etwas hinausgezögert, etwa statt 8 Uhr morgens erst um 10 Uhr morgens, und schon ist das Intervall von 14 Stunden zu Ende. Hört sich doch gar nicht so schlimm an, oder?

Ist man so weit gekommen, ist die 16:8-Methode – 8 Stunden Essen, 16 Stunden Pause – schon fast ein Kinderspiel.

Danach kann man das Fasten zu einem festgelegten Tag ausweiten, bis man bei einem Fastentag in der Woche angekommen ist. Das Endziel kann bei diesem Modell das Verhältnis 2:1 sein – 2 Tage essen, 1 Tag fasten.

Bitte denken Sie daran, dass mit 8 Stunden Essen nicht gemeint ist, sich 8 Stunden lang durchweg Nahrung zuzuführen und alles in sich hineinzustopfen. Vielmehr sollte auch hier nicht über den eigentlichen Hunger hinaus gegessen und selbstverständlich auf frische, gesunde Kost geachtet werden!

Ob Sie sich nun für stundenweises Fasten entscheiden oder sich schon an ein tageweises Fasten herantrauen: Positive Ergebnisse werden nicht lange auf sich warten lassen. Wie gut Nahrungspausen auch bei schwer Übergewichtigen funktionieren, untersuchte das Aston Research Centre for Healthy Ageing & School of Life and Health Sciences an der Aston University in Birmingham im Jahr 2012.

Dort verbesserten Übergewichtige, die bisher jeder Therapie und jeder Ernährungsumstellung trotzten, mit Intervallfasten ihren Blutdruck, Blutzuckerspiegel, Insulinspiegel und die Insulinsensitivität. Die Erfolge kamen einer Reduktionsdiät von 6000 Kilokalorien täglich über längere Zeit gleich mit dem Unterschied, dass es den Probanden viel besser gelang durchzuhalten als bei der klassischen Reduktionsdiät. Warum selbst kurzfristige Nahrungspausen auch in Fällen starken Übergewichts mehr Erfolge zeitigen als herkömmliche Diäten, liegt zum einen daran, dass sie so überaus praktisch in den Alltag eingebaut werden können – und das mit den gleichen Effekten einer längeren Fastenkur, nämlich die Sinne zu schärfen und die Geschmacksknospen zu stärken, die oftmals einer Reizüberflutung durch Geschmacksverstärker ausgesetzt sind. Zum anderen liegt dies an dem bewussteren Umgang mit unserer Nahrung und an der größeren Wertschätzung, die wir ihr damit wieder entgegenbringen.

Abends bleibt die Küche kalt – und leer ...

Eine sehr kurzzeitige Nahrungspause ist das Dinner-Cancelling, von dem bereits schon viel Gutes berichtet wurde. Wir haben es auch nun schon mehrfach angesprochen: Es ist einfach durchzuführen und auch einfach durchzuhalten. Man nimmt ab der Zeit, die normalerweise fürs Abendessen vorgesehen ist – meist gegen 19 Uhr –, einfach nichts Festes mehr zu sich. Die Vorteile sind vielfältig, denn diese Methode regt die nächtliche Hormonausschüttung von Somatropin und Melatonin an. Somatropin hilft beim Aufbau der Muskelmasse und baut Fettgewebe ab, stimuliert die Immunabwehr, verbessert das Gedächtnis, strafft Haut und Bindegewebe und fördert den Schlaf. Melatonin senkt die Körpertemperatur, der Organismus läuft auf Sparflamme, und die Zellen teilen sich langsamer, der Alterungsprozess wird gebremst. Darüber hinaus regelt Melatonin den Schlaf-wach-Rhythmus. Mit zunehmendem Alter sinkt die Ausschüttung von Somatropin und Melatonin. Mit Dinner-Cancelling wird die Produktion der beiden Hormone wieder angekurbelt.

Gegen das Konzept des Dinner-Cancelling sprechen allerdings einige familiensoziologische Gründe. In vielen Familien, in denen beispielsweise beide Eltern berufstätig sind, ist das Abendessen die erste gemeinsam verbrachte Zeit des Tages. Ein allabendliches Dinner-Cancelling würde die Zusammenkünfte am Familientisch stark einschränken, ein täglicher Austausch nur noch rudimentär stattfinden. Die Lösung besteht darin, Kompromisse einzugehen. Statt des allabendlichen Abendessens ließe sich das Wochenende zur Familienzeit machen, an dem alle zusammen nach dem späteren Aufstehen einen gemeinsamen Brunch genießen und dabei die Woche Revue passieren lassen. In der gemeinsam verbrachten Zeit am Wochenende die Seele während eines entspannten Essens bau-

Nahrungspausen – Fasten maßgeschneidert

- Diese Art der Ernährung ist keine Diät oder Fastenkur im eigentlichen Sinn. Es gibt daher auch keine streng vorgegebenen Regeln. Intervallfasten kann immer der persönlichen Lebenssituation angepasst werden.
- Damit reduzieren sich allgemeine Empfehlungen auf den gemeinsamen Nenner, dass unsere Ernährung möglichst vielfältig – also nicht einseitig –, frisch, vollwertig und vitaminreich zusammengestellt sein sollte. Besonders in anhaltenden Stresszeiten kann es sich günstig auswirken, die Nahrungsaufnahme bewusst zu kontrollieren und hin und wieder Nahrungspausen einzuplanen. Während der Organismus auf eine regelmäßige Flüssigkeitszufuhr angewiesen ist, kann er Körperenergien besser über einen längeren Zeitraum speichern.
- Wie wir erfahren haben, behindern volle oder überfüllte Speicher, wie etwa bei Übergewicht, wichtige andere Stoffwechselprozesse. Unser Stoffwechsel wird träge und leistungsschwach. Nahrung ist hier kein Energieträger mehr, sondern verhindert im Gegenteil, dass wir uns voller Energie fühlen können. Die Körperkraft nimmt dabei langfristig ab, und Gesundheitsrisiken erhöhen sich zunehmend.
- Nahrungspausen dienen dazu, die Speicher zu entleeren, um Platz für neue Energiereserven zu schaffen. Nach einer Nahrungspause fühlt man sich häufig gestärkt, hat wieder Schwung und ist für neue Leistungen motiviert.

meln zu lassen ist vielleicht sogar die bessere Alternative zur allabendlichen Gewohnheit, sich nach einem Tag voller Hektik noch den Bauch vollzuschlagen. Ein anderer denkbarer Kompromiss wäre es, 2 Tage in der Woche auszuwählen, an dem zum Abendessens nur noch sehr leicht verdauliche und reduzierte Kost verzehrt wird.

Sicherlich erfordern auch so vermeintlich kleine Umstellungen Entscheidungen, die jeder Einzelne nur für sich selbst treffen kann. Vielleicht fällt es dem einen oder anderen leichter mit dem Wissen im Hintergrund, dass es sich beim Konzept der Nahrungspausen eben gerade nicht darum handelt, irgendwann zur Askese fähig zu werden oder Fastenrekorde aufzustellen, sondern vor allem darum, neben der Gewichtsreduktion und den gesundheitlichen Verbesserungen sich selbst wieder spüren zu können – ohne ständiges Essen und ohne ständige Gedanken daran. Stattdessen kann man wieder Freude empfinden, sei es durch kreative Dinge wie Musik, Malen oder Töpfern oder auch durch Meditation, Yoga, Waldspaziergänge und dergleichen.

Nicht Selbstüberwindung, sondern Selbstbegegnung soll das Ziel sein.

Alles, was Sie wissen müssen – noch einmal zusammengefasst

- Regelmäßig und nicht über den Hunger hinaus essen. Bei sitzender Tätigkeit höchstens zwei- bis dreimal am Tag essen: eine komplette Hauptmahlzeit, zwei kleinere Mahlzeiten. Wenn überhaupt: nur Früchte, Gemüse und fettarmer Joghurt als Zwischenmahlzeit.
- Energiebilanz beachten. Der Aufwand, überzählige Kalorien durch Bewegung zu verbrennen, ist unverhältnismäßig hoch.
- Wenig tierische Fette, mehr pflanzliche Fette. Bei Fetten sollte außerdem auf die Zusammensetzung geachtet werden.
- Kohlenhydrate bevorzugen, die einen geringen Anstieg des Blutzuckerspiegels bewirken. Beispiel: grob gemahlene Vollkornprodukte statt fein gemahlener Weißmehlprodukte.
- Genügend Eiweiß essen. Die Muskeln benötigen Eiweißbausteine. Die Zufuhr gelingt am einfachsten mit magerem Fleisch, Fisch und Sojaprodukten. Sojamilch, -sahne, -joghurt und -quark ersetzen Milchprodukte.

- Viel Gemüse und Früchte essen: Ein Mix aus Vitaminen, Mineralien, Spurenelementen und weiteren Pflanzenstoffen ist gesund und fördert die Verdauung.
- In Ruhe essen.
- Genügend trinken in Form von reinem Wasser oder ungesüßtem Tee – mindestens 30 Milliliter pro Kilogramm Körpergewicht pro Tag.
- Kaffee- und Alkoholkonsum einschränken.
- Zu fettige, zu salzige und zu süße Lebensmittel meiden. Fett, süß und salzig machen süchtig! Billige Fertiggerichte sind ein großer Schritt in Richtung Krankheit und körperliches Unwohlsein!

Geschichten, die Mut machen

»Der Glaube an mich selbst gab mir die Kraft zum Durchhalten«

Anfang 2012 wog ich 164 Kilogramm und war wegen meines Gewichtes am Ende.

Ich beschloss abzunehmen, da ich so nicht weiterleben konnte und wollte. Schon meine ganze Kindheit und meine gesamte Jugendzeit waren geprägt durch Probleme mit dem Gewicht. Aber nun hatte mein Gewicht ein absolutes Maximum erreicht, denn ich wusste, würde ich so weitermachen, dann hätte das massive Folgen für meine Gesundheit. Herzprobleme, Diabetes mellitus, Bluthochdruck – so wollte ich nicht enden. Ich musste eine Lösung für mein Problem finden, das mich schon so viele Jahre begleitete, und so stellte der Entschluss abzunehmen einen wirklichen Wendepunkt in meinem Leben dar. Zunächst fing ich an, mir verschiedene Motivationsvideos anzusehen und verschiedene Diäten auszuprobieren. Das brachte mir aber alles nichts. Schließlich fragte mich jemand, warum ich alles wahllos in mich hineinstopfte, Hauptsache, es war billig. Bei meinem Auto würde ich doch auch auf qualitativ hochwertige Pflegemittel achten. Warum nicht auch bei mir selbst? Das machte mich nachdenklich, und ich begann erst einmal damit, genau zu kontrollieren, was ich zu mir nahm. Früher war es mir egal, welche Speisen ich aß. Nun aber nahm ich nur noch qualitativ hochwertige Nahrungsmittel zu mir, wie zum Beispiel besondere Öle, Kost aus biologischem Anbau und dergleichen. Ich war es mir plötzlich wert. Ich lernte, mich endlich wieder selbst zu respektieren und zu lieben sowie mein Leben als etwas Besonderes zu schätzen. Ich fixierte mich auf das Ziel, Gewicht abzunehmen, und nahm nur noch so viel zu mir, wie ich unbedingt benötigte, und ließ Mahlzeiten aus, besonders das Abendessen. Anfangs begleitete mich oft ein Hungergefühl, das aber nachließ, als mein Körper sich an die Intervalle von Nahrungsaufnahme und Nahrungspausen gewöhnt hatte. Und da ich zu 100 Prozent entschlossen war, den Weg erfolgreich zu gehen, fiel es mir auch leichter als bei allen vorherigen Diätversuchen.

Es war ein langer, harter Weg. Drei Jahre dauerte der Prozess meiner Gewichtreduktion. Nun blicke ich auf meine körperliche Veränderung mit Stolz zurück. Es liegen drei Jahre und ungefähr 80 Kilogramm dazwischen. Nun wiege ich 85 Kilogramm.

In diesen drei Jahren half mir vor allem eines: der Glaube an mich selbst und daran, dass ich mein Ziel erreichen würde. Das gab mir eine besondere Kraft durchzuhalten. Die Motivation für eine solche Anstrengung habe ich aus Liebe zu mir selbst gezogen.

Zusammenfassend möchte ich sagen, dass das Abnehmen im Kopf und mit dem Verstand beginnt. Der unkontrollierten Gewichtszunahme muss eine kontrollierte Willensentscheidung folgen. Man muss sich über diese Schritte ganz bewusst werden, wissen, dass es wohl nicht leicht sein wird, aber eben die Sache wert ist. Sich selber anzunehmen, sich zu lieben und zu respektieren, sind notwendige Schritte, die für das Abnehmen von großer Bedeutung sind. Nur dadurch kommt die Willenskraft, die für den Erfolg so wichtig ist.

»Ohne Ernährungsumstellung hätte meine Tochter keine Chance gehabt«

Meine Tochter ist Autistin. In der Kindheit war die Krankheit begleitet von einer schweren Epilepsie (100 Grand-Mal-Anfälle im Monat), einer Neurodermitis (zeitweise war eine Gesichtshälfte offen und nässte) und einer spastisch betonten Athetose (eine besondere Form der Bewegungsstörung).

Auffällig war auch, dass sie immer wiederkehrende Entzündungen des Mittelohres und später dann der Nasennebenhöhlen hatte, was damals eine reichliche Antibiotikagabe und eine kleine Trommelfell-OP (Paukenröhrchen) zur Folge hatte. Mit dem zweiten Lebensjahr verstärkte sich auch ihre Abwesenheit, das heißt, sie scheute den Blickkontakt, war sehr apathisch oder hypernervös und schrie lang und anhaltend. Mir fiel schon ab dem zweiten und dritten Lebensmonat auf, dass es eine Stoffwechselkomponente gab. An manchen Tagen roch ihr Atem auffällig, aber nicht nach Ketonkörpern. Ärzte, Entwicklungspsychologen und Pädagogen sagten, sie sei entwicklungsverzögert bis entwicklungsunfähig. Ihr wurde eine Intelligenz von null bescheinigt.

Durch Interventionsmaßnahmen wie Physiotherapie, Gabe von Antiepileptika und Homöopathie reduzierten sich die Anfälle. Da die Neurodermitis aber zunahm und sie auch auf Milch von anderen Tieren (Schaf, Ziege) reagierte, begann ich ab dem sechsten Lebensjahr, die Milch und alle daraus gefertigten Lebensmittel strikt wegzulassen.

Innerhalb von drei Tagen verbesserte sich das Hautbild, und nach einem Monat war von der Neurodermitis nur ein kleiner Rest neben dem linken Nasenflügel übrig. Sie war von da an viel stabiler, hatte keine Entzündungen der Ohren mehr, und es war ihr möglich, eine Förderschule zu besuchen. Seit diesem Zeitpunkt hatte sie auch keine Anfälle mehr. Sie wurde wesentlich ruhiger, hatte weniger Angstzustände. Nach weiteren zwei Jahren ernährte ich sie strikt glutenfrei. Ihre Augen suchten mich wieder, sie nahm aktiver am Leben teil, konnte sich nun viel besser konzentrieren, sodass ich sie von der Förderschule auf eine Regelschule schicken konnte. Seit dieser Zeit wurde sie auch mit unterschiedlichen Mineralstoffen und Vitaminen in teilweise sehr hohen Dosen supplementiert, was meiner Meinung nach noch einen weiteren Entwicklungsschritt einläutete. Sie holte so viel Entwicklung nach, dass sie nun eine weiterführende Schule besuchen konnte. Mittlerweile arbeitet sie an der Abschlussarbeit an der Uni Augsburg, veröffentlicht Texte, und es wurden Filme über sie und mit ihr als Autorin gemacht.

Ohne die diätetische Beeinflussung und die Supplementierung wäre diese Entwicklung, meiner Meinung nach, nicht möglich gewesen.

»Neue Lebensqualität durch Teilzeitfasten«

Ich mache seit circa drei Wochen das Einfachste, aber angeblich doch gesundheitlich wirksame Teilzeitfasten: täglich Mahlzeiten nur während acht Stunden, fasten während 16 Stunden. Das bekommt mir vom ersten Tag an sehr gut. Meine Fastenzeit nehme ich von 20 Uhr bis 12 Uhr. Ich bin morgens munterer, fühle mich wacher und kann mehr erledigen. Brauche keinen Kaffee, bin auch nicht mehr wie sonst oft schon am Vormittag müde. Ich habe keinen Hunger. Nichts zu essen ist nur ein Lustverzicht für mich, wenn die weißen Pfirsiche, die gerade reif geworden sind, in der Küche liegen. Ich glaube, dass sich mein Körper sofort aus dem Gewebe holt, was er braucht. Das kenne ich schon von früher bei mir, zum Beispiel vor einer Darmspiegelung. Nach dem Mittagessen trinke ich einen Espresso, manchmal am Nachmittag noch einen und bleibe so wach. Gewöhnungsbedürftig ist es eher, drei Mahlzeiten in acht Stunden unterzubringen. Ich will ja nicht abnehmen und halte mein Gewicht. Dieses zeitliche Setting will ich beibehalten, solange ich mich gut damit fühle, und bin gespannt, ob ich noch mehr Veränderungen erfahre.

Kapitel 8

Von der Nahrungspause zum Fasten

40 Tage lang verbrachte Jesus Christus fastend und betend in der Wüste und widerstand den Versuchungen des Teufels. Als er großen Hunger verspürte, trat dieser an ihn heran und sprach zu ihm: »Wenn du Gottes Sohn bist, so befiehl, dass diese Steine zu Brot werden.« Jesus aber antwortete: »Der Mensch lebt nicht vom Brot allein, sondern von jedem Wort, das aus dem Munde Gottes kommt.«

Mit dieser Aussage trifft Jesus den Kern des Fastens. Doch was genau hat es mit diesem Kern, dieser Grundessenz des Fastens, auf sich?

Der Mensch ist seinem Wesen nach sowohl geistiger als auch körperlicher Natur. Im bekanntesten Gebet des Christentums, dem Vaterunser, wird gebetet: »Unser täglich Brot gib uns heute«, und tatsächlich steht das tägliche Brot für unsere Nahrung, die unverzichtbar ist für unser Überleben. Denn mit der Nahrungsaufnahme gewährleisten wir die Existenz unserer körperlichen Natur – mit dem Fasten aber können wir unserem geistigen Wesen und unserer spirituellen Natur wieder näherkommen. Fasten ist nicht einfach nur Nichtessen. Wer sich dem Thema Fasten nähert, der nähert sich einem Mysterium, einer ganz besonderen Magie unseres Menschseins, unserer Verbundenheit mit der Erde und unserer Alleinigkeit mit der Schöpfung. Fasten ist ein tief greifender Prozess. Es verändert uns auf allen Ebenen des Seins: der körperlichen, der seelischen und der mentalen.

Seit Jahrtausenden wird deshalb nicht nur im Christentum, sondern in allen Kulturen, allen Religionen und von allen Weisen dieser Welt das Fasten empfohlen – als Reinigung des Körpers, um zur Reinheit der Seele zu gelangen.

Warum ist dies so? Allen wissenschaftlichen Untersuchungen zufolge – von denen es zum Fasten viele gibt – bringen es praktisch auf den gleichen Nenner: Fasten löst zunächst einen Veränderungsprozess aus. Die Veränderung von gewohnter Nahrungsaufnahme zu ungewohntem – zumindest in unserer heutigen Wohlstandsgesellschaft ungewohntem – Nahrungsentzug macht etwas mit uns. Wie Sie in diesem Buch bereits erfahren haben, macht es sogar ganz viel mit uns. Schon kurze Nahrungskarenzzeiten verändern den Stoffwechsel der Botenstoffe im Verdauungssystem, im Gehirn und im Nervensystem, im Herzen und im Kreislauf – eigentlich in all unseren Körpersystemen. Was ist das für eine Veränderung? Sie konnten bereits viel darüber lesen: Durch Fastenphasen, also Phasen des völligen Nahrungsentzugs, programmiert sich unser Körper neu. Stoffe, die überflüssig sind, werden ausgeschwemmt, in Vergessenheit oder in den Schlafmodus geratene Enzyme wieder angeknipst, Hormone wie unser Glückshormon Serotonin im Eiltempo produziert – es wird geputzt, gewerkelt, aufgeräumt. Kurzum: Unser Organismus startet einen großen Reinigungsprozess, und das auf allen Ebenen.

Kein Wunder, dass diese reinigende, kathartische Wirkung nicht nur auf der Körperebene verbleibt. Schnell springt der Funke über auf die Seelenebene und auf die Geistebene. Im Zuge von Nahrungskarenz und Fastenzeit stellt sich eine besondere Wachheit und Konzentriertheit ein. Unsere Sinne sind besonders aktiv, wir hören, sehen, riechen, schmecken und tasten intensiver. Der Geist scheint sich mit besonderer Klarheit auf unser Umfeld, auf die Mitmenschen, die Natur, auf die Pflanzen und Tiere einstimmen zu können.

Spirituelle Dimensionen des Fastens

So ist es auch nicht verwunderlich, dass tief greifendes Fasten das Feuer höchster Visionen entfacht und dem Geist quasi Flügel verleiht, um eine Reise in spirituelle Dimensionen anzutreten. Alle großen Dichter und Denker, Philosophen und Religionsstifter, aber auch naturverbundenen

Weisen erhielten ihre spirituellen Erkenntnisse und Weisheiten auf diesem Weg.

Allerdings muss es für uns Normalsterbliche durch Fasten gar nicht in solch schwindelerregende Höhen gehen: Wir können uns die vielen Positiva des zeitweiligen Nahrungsentzugs auch ganz irdisch und ganz geerdet zunutze machen.

Zunächst hier jedoch ein kleiner Exkurs, was Fasten in tieferem Sinne bedeutet:

Was ist Fasten eigentlich genau?

Fasten bedeutet zeitweilig ohne Nahrung leben. Es ist ein tief verwurzeltes biologisches Phänomen, das jedes Lebewesen begleitet. In einer kleineren Zeitspanne erleben wir einen stetigen Wechsel von Fasten und Nichtfasten: In der Nacht, wenn wir schlafen, nehmen wir keine Nahrung zu uns, am Tag, wenn wir wach sind, essen wir. Phasen der Nahrungsaufnahme und nahrungsfreie Zeiten gehören also genauso zu unserem Dasein wie Wachen und Schlafen, wie Aktivität und Ruhe. Sie prägen unseren Lebensrhythmus, und zwischen diesen Polen ereignet sich unsere Existenz.

Doch Fasten ist nicht nur Teil des Lebens, es gehört auch zum Überleben. Sowohl Tiere als auch Menschen haben die angeborene Fähigkeit, gespeicherte Nahrungsenergie zu nutzen. Die Natur hat dies so eingerichtet, damit der Organismus nicht sofort umkommt, wenn keine Nahrung zur Verfügung steht. Mit der Gabe, auf einen zweiten Stoffwechsel

Vielseitiges Fasten

Fasten soll Wohltat für den Körper und Labsal für die Seele sein. Durch Fasten kann man Wohlbefinden, Ausgeglichenheit und geistige Kraft zurückerlangen. Mit Fasten lassen sich sogar Krankheiten heilen, chronische Leiden zum Verschwinden bringen. In den vielen, teilweise schon jahrtausendealten Fastenlehren verschiedener Kulturen werden diese Wirkungen beschrieben. Und in Naturheilkunde und Ganzheitsmedizin nimmt das Heilfasten einen wichtigen Platz ein.

umzustellen und von den eigenen Reserven zu leben, ist es vielen Tierarten möglich, in harten Zeiten zu überleben. Und ganze Völker wären schon ausgestorben, hätten sie nicht ebenfalls durch Fasten und Leben aus körpereigenen Depots Kriege oder Naturkatastrophen überstehen können.

Fasten ist nicht hungern

Für das Fasten gibt es also sozusagen ein genetisches Programm – Zeiten der Nahrungskarenz zu durchlaufen ist in unserem Erbgut, in unseren Körperzellen, mit eingeplant. Dabei ist es keineswegs so, dass die Leistungskraft verloren geht und der Körper erschlafft. Bis ein ansonsten gesunder Mensch Hunger und Siechtum erleidet, vergeht lange Zeit, vergehen oft mehrere Monate.

Im Gegenteil kann in einer zeitlich begrenzten Phase des Fastens die körperliche und geistige Kraft sogar erheblich gesteigert werden. Erstens wird der Körper eines Fastenden einer starken Reinigung unterzogen, denn durch den Nahrungsverzicht fallen auch alle belastenden Substanzen weg, die der Organismus sonst unter Aufwand von Energie verstoffwechseln und ausscheiden müsste. Zweitens erfolgt eine Art Umverteilung der Körperarbeit: Da die Verdauungstätigkeit wegfällt, wird Energie frei, die für andere Aktivitäten genutzt werden kann.

Die Reinigung von Ballast und Befreiung von schädlichen Einflüssen – sowohl im körperlichen als auch im geistig-seelischen Sinn – und die Freiwerdung von Energie: Diese beiden Mechanismen des Fastens können genutzt werden, um zu besonderer innerer Kraft zu gelangen, kreativ zu sein und Großes zu vollbringen. So ist das Fasten ein wichtiges Element, um sich auf sich selbst zu besinnen, innere Ruhe und Reifung zu erfahren und letztendlich zur Grundordnung des Daseins zurückzufinden.

Vor knapp 2500 Jahren sagte Hippokrates: »Wer stark, gesund und jung bleiben will, sei mäßig, übe den Körper, atme reine Luft und heile sein Weh eher durch Fasten als durch Medikamente.« Als der weise Mediziner und Philosoph diese These aufstellte, hatte er wohl Zeitgenossen im Blick, die sich einer starken Neigung zu Völlerei und Übermaß hingaben und die er so auf den rechten Weg bringen wollte. Auch später wurde das Fasten immer wieder von zahlreichen Ärzten, Theologen, Naturphilosophen und Heilpraktikern als eine Methode propagiert, falsche Ernährungsgewohnheiten abzulegen, seinen Körper zu entschlacken und somit zu mehr Gesundheit und Leistungsfähigkeit zu gelangen.

Fasten kann viele Zivilisationsleiden und Beschwerden lindern, wie etwa Kopfschmerzen, Rückenschmerzen, Allergien, Darmstörungen, Übergewicht oder Rheuma. Selbst bei chronischen Erkrankungen bis hin zu Krebs kann Fasten helfen oder sogar zurück zur Gesundheit führen. Wie ist das möglich?

Die Wirkung des Heilfastens wird oft beschrieben mit Begriffen wie Entschlackung, Entgiftung und Entsäuerung. Was genau hat es damit auf sich?

Fasten – Großputz im Körper

Entschlackung

Als der Begriff der Entschlackung 1935 von dem Arzt Dr. Otto Buchinger geprägt wurde, kennzeichnete das Wort Schlacke zunächst ganz einfach die unbrauchbaren Stoffrückstände aus der Metallindustrie. Doch genau wie bei der Metallerzeugung entstehen auch im menschlichen Organismus Abfallstoffe der Zellen, die vom Körper wieder ausgeschieden werden müssen. Diese Ausscheidung wird leider durch ungesunde Ernährung und belastende Lebensumstände (Gifte, Farbstoffe, Konservierungsstoffe, Medikamente) sehr oft ungünstig beeinflusst und gebremst, sodass überflüssige Stoffe erst durch die Entschlackung während einer Fastentherapie ausgeschwemmt werden können. Entschlackung bedeutet also eine innerliche Reinigung des Körpers, oder drastischer ausgedrückt: die vollständige Entgiftung des Körpers.

Entsäuerung

Der Säure-Basen-Haushalt unseres Körpers ist wichtig für den reibungslosen Ablauf der Stoffwechselprozesse innerhalb unseres Organismus. Ist der Säure-Basen-Haushalt unseres Körpers gestört, kommt es zu einer Übersäuerung des Körpers. In einem übersäuerten Milieu können die Zellen nicht mehr optimal funktionieren.

Ein Nebeneffekt des Fastens ist die automatische Entsäuerung des Körpers – wodurch die Prozesse in jeder einzelnen Zelle des Körpers wieder optimal funktionieren.

Die verschiedenen Fastenkuren

Es gibt unterschiedliche Formen des Fastens. Sie reichen von einem sehr strengen Wasserfasten über das Tee- oder Schleimfasten bis zu den etwas weniger strengen Verfahren wie beispielsweise der Mayr-Kur oder dem Buchinger-Fasten, bei denen minimale Nahrungsmengen wie etwas Milch, trockene Semmeln, Gemüsebrühe oder Obstsaft erlaubt sind. Je nach individuellen Bedürfnissen kann man sich für eine Form entscheiden. Als Veganer beispielsweise wird man sich kaum für eine Fastenkur nach Buchinger interessieren, sondern eine andere Form des Fastens wählen. Auch die Länge des Fastens ist nicht streng vorgeschieben und lässt persönliche Spielräume. Es hilft schon, nach einem üppigen Festtagsmahl einen oder zwei Fastentage einzulegen, um den überbeanspruchten Darm zu normalisieren. Für eine richtige Darmreinigung – und damit auch für die Reinigung des gesamten Organismus von belastenden Stoffen – hingegen reicht das Kurzfasten nicht aus. Hier sollte mindestens eine Woche veranschlagt werden, manchmal sind auch zwei, drei oder sogar vier Wochen empfehlenswert, und sie müssen keineswegs mit gesundheitlichen Beeinträchtigungen einhergehen. Allerdings ist bei solchen langen Zeiträumen immer ein ärztlicher Beistand erforderlich.

Bei der reinen Fastenkur nimmt man keinerlei feste, sondern nur flüssige Nahrung in Form von Kräutertees, Mineralwasser und Gemüse-

Nach diesen Methoden können Sie fasten

- Wasserfasten: 2 bis 3 Liter gutes Quell- oder Mineralwasser
- Nulldiät: Wasserfasten mit Zugabe von Vitaminen und Mineralsalztabletten (wird öfter in ausgewiesenen Fastenkliniken durchgeführt)
- Teefasten: dreimal am Tag 2 Tassen Tee aus verschiedenen Kräutern. Wasser zwischendurch
- Schleimfasten: Fasten mit Hafer-, Reis- oder Leinsamenschleim, zwischendurch Wasser. Speziell für magenempfindliche Personen
- Rohsaftfasten (nach Heun): drei- bis fünfmal täglich 1 Glas frisch gepressten Obst- oder Gemüsesaft, zwischendurch Wasser
- Molkefasten: 1 Liter Molke über den Tag verteilt, ergänzt durch Kräutertees, Frucht- und Gemüsesäfte. Geeignet für sehr Schlanke und für lange Fastenzeiten
- Buchinger-Fasten: Kräutertees, heiße Gemüsebrühen, Obst- und Gemüsesäfte sowie Wasser
- Mayr-Kur: Entgiftungs- und Entschlackungskur

brühe zu sich. Diese Fastenzeit dient der Reinigung des Darms und der Ausleitung von Schlackenstoffen. Mit abführenden Mitteln – das kann zum Beispiel Bittersalz in vorsichtiger Dosierung sein, durchaus aber auch Sauerkraut- oder ungesüßter Pflaumensaft – wird der Darm gründlich durchgeputzt und durch den Verzicht auf Nahrung ruhiggestellt. Rückstände im Darm sowie eingelagertes Material in anderen Gewebebereichen wie Muskeln oder Fettgewebe werden aufgelöst und in den Blutkreislauf geschleust. Die Leber arbeitet in der Fastenzeit besonders intensiv, um die ganzen Schlackenstoffe abzubauen und zu entgiften. Schließlich verlassen die Substanzen den Körper über die Darmschleimhaut, die Schleimhäute des Mundes und der Scheide, über Lunge, Haut und Nieren. Erkennbar wird dieser Reinigungs- und Befreiungsprozess von unbrauchbarem und giftigem Material am schlechten Körpergeruch des Fastenden und an der belegten Zunge sowie bei Frauen am Scheidenausfluss. Auch vorübergehende Müdigkeit, Niedergeschlagenheit oder Kopfschmerzen können als Fastenkrisen Zeichen dafür sein, dass der Körper gerade dabei ist, sich allerhand belastender Stoffe zu entledigen.

Beispiel für eine Fastenwoche

Entlastungstag An diesem Tag wird der Organismus auf das Fasten vorbereitet. Dazu essen Sie ausschließlich Obst und Gemüse, wenn möglich roh. Aber auch Reis (wirkt entwässernd) sowie 1 Scheibe Knäckebrot und ein Becher Naturjoghurt, in denen Sie 1 Esslöffel Leinsamen oder Weizenkleie einrühren, sind gut, um den Darm richtig einzustimmen.

1. Fastentag

- Jetzt geht es richtig los: Morgens nach dem Aufstehen trinken Sie nun einen Viertelliter lauwarmes Wasser, in dem 1 gestrichener Teelöffel Bittersalz (aus der Apotheke) aufgelöst wurde. Daraufhin kommt es mehrmals zu Stuhlentleerungen, wobei der Stuhl häufig wässrig ist.
- Mindestens 1 Stunde warten, dann nehmen Sie zum Frühstück 2 Tassen Kräutertee (zum Beispiel Lindenblüte, Melisse, Fenchel, Zinnkraut) zu sich. Den Tee ganz langsam trinken, das heißt löffelweise in den Mund nehmen und jeden Schluck gut kauen. Den Tee nicht im Stehen, sondern im Sitzen zu sich nehmen.
- Mittags gibt es 1 Teller heiße Gemüsebrühe. Auch hier ganz langsam, löffelweise essen, jeden Schluck konzentriert zu sich nehmen. Anschließend für etwa eine halbe Stunde ausruhen und einen Leibwickel auflegen, um den Stoffwechsel der Leber anzuregen.
- Das Abendessen besteht aus 2 Tassen Kräutertee. Wieder die Mahlzeit im Sitzen löffeln und jeden Schluck eine Weile im Mund behalten.
- Zwischen den Mahlzeiten immer viel trinken (mindestens 3 Liter, am besten natriumarmes Mineralwasser), um den Körper durchzuspülen.

2. bis 5. Fastentag

- Die anfängliche Darmentleerung hat stattgefunden, deshalb müssen Sie jetzt kein Bittersalz mehr zu sich nehmen. Sie werden jedoch beobachten, dass Sie während der ganzen Zeit immer wieder Stuhlgang haben werden, obwohl Sie keine feste Nahrung zu sich nehmen. Wer eine noch intensivere Wirkung erzielen möchte, kann in der Mitte der Fastenwoche, aber durchaus auch jeden zweiten Tag einen Darmeinlauf (in der Apotheke erhältlich) durchführen, Molke oder Sauerkrautsaft trinken.

- Der Ernährungsplan sieht fast genauso aus wie beim ersten Fastentag. Sie können allerdings bei den Tees und Säften variieren und auch einmal einen Karotten- oder Tomatensaft trinken. Es sei aber nochmals betont, dass Sie immer sehr viel und regelmäßig über den Tag verteilt Flüssigkeit aufnehmen müssen.

1. bis 3. Aufbautag

- Wenn die Fastenzeit beendet wird, nennt man das Fastenbrechen. Es folgen dann 2 bis 3 Aufbautage, in denen eine besondere Diät vorgenommen werden sollte.
- Als erste feste Nahrung sollten Sie einen rohen oder gedünsteten Apfel ausdauernd kauen. Kartoffel- oder Weizenschrotsuppe, etwas Buttermilch, Knäckebrot und Rohkost können Sie dann in kleinen Portionen über den Tag verteilt essen. Der Sinn ist, den Darm mit viel Quellmaterial zu füllen, damit er langsam und schonend zu gesunder Tätigkeit angeregt wird. Auch in den Anschlusstagen sollten Sie eine mäßige Kost auf Vollwertbasis mit wenig tierischen Fetten und Zucker zu sich nehmen. Sinnvoll ist, diese Kost auch weitgehend beizubehalten und zu vermeiden, dass sich alte Ernährungsfehler wieder einschleichen.

Interview

Dr. Henning Sartor arbeitet in einer Schwerpunktpraxis für Ernährungsmedizin

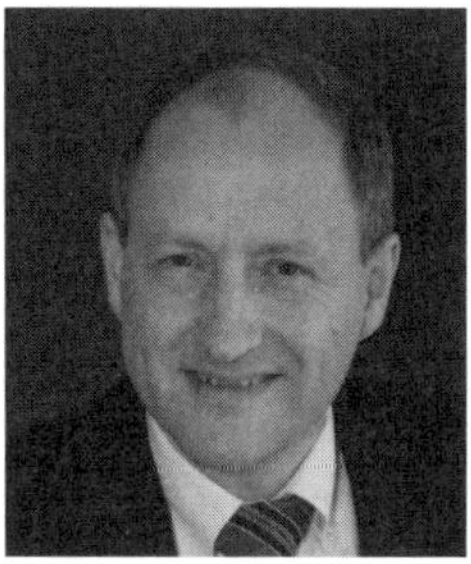

Welche Unterschiede gibt es beim Fasten?
Zunächst unterscheidet man das religiöse oder rituelle Fasten vom therapeutischen Fasten. Es gibt zum Beispiel das Trocken-, Wasser-, Saft- und Heilfasten in verschiedenen Varianten sowie das Fasten nach Otto Buchinger oder nach F. X. Mayr.

Sind alle Formen des Fastens nützlich?
Grundsätzlich ist jede Form von angemessener Kalorieneinschränkung für gesunde normal- oder übergewichtige Menschen mehr oder weniger therapeutisch wirksam. Aber nicht für jeden Menschen ist das Fasten gesundheitsfördernd. Nicht fasten sollten Personen mit beispielsweise akuten Infektionen, akuten psychiatrischen Erkrankungen oder starkem Untergewicht. Über die Kontraindikationen sollte sich jeder Interessierte vor Fastenbeginn gut informieren.

Welche Formen des Fastens empfehlen Sie denn persönlich?
Ich empfehle die aktuelle Form des Fastens nach F. X. Mayr. Hierbei wird vom Mayr-Arzt besonderer Wert auf die gründliche Heilung des Darmes und des Gewebes gelegt. Einen aktuellen Nachweis zur Wirksamkeit dieser Fastenform hat Prof. Bergemann im Jahr 2016 geführt: Er zeigte erstmals auf zellulärer Ebene, dass die Reparaturkapazität der Gene in menschlichen Zellen unter Fasten nach F. X. Mayr steigt und damit das Leben einer Zelle verlängert.

Was ist beim Fasten wichtig?
Entscheidend für den gesundheitlichen Erfolg des Fastens ist die Befreiung des Gewebes von Stoffwechselendprodukten und schadhaften Proteinen. Diese entstehen zum Beispiel durch fehlerhafte Bildung in den Zellen, Oxidation bei Vitalstoffmangel oder durch Verzuckerung bei übermäßigem Verzehr von Kohlenhydraten wie Süßspeisen. Fastet man, steht in der Zelle und dem Zwischenzellgewebe ein Überschuss an abbauenden Enzymen zur Verfügung, die sozusagen als Müllverbrennungsanlage – oder noch besser als Recycling-Anlage – fungieren. Die Proteine werden in Aminosäuren zerlegt und diese Bausteine der Zelle wieder zur Neubildung von Proteinen bereitgestellt.

Gibt es bestimmte Dinge, auf die man beim Fasten achten sollte?
Ja, unbedingt. Vor allem sollte dringend eine Zufuhr von Fäulnis- oder Gärungsprodukten sowie Endotoxinen aus dem Darm in die Leber gestoppt werden. Das kann am besten durch eine gründliche Darmreinigung mit Bittersalz oder ähnlich wirkenden Salzen erfolgen.

Eine längere Fastenkur mit Darmreinigung sollte ja nicht unbedingt ohne professionelle Unterstützung durchgeführt werden. Wo kann ich die bekommen?
Dieser Vorgang und die Dosierung des Fastens beziehungsweise des anschließenden Nahrungsaufbaus gehören in die Hände aktuell geschulter Mayr-Ärzte. Zu finden sind diese in der Liste der von der internationalen Gesellschaft der Mayr-Ärzte zertifizierten Ärztinnen und Ärzte:
http://fxmayr.com/de/f.x.mayr-aerzte/265/aerztesuche.html

Was kann ich mir unter der modernen Mayr-Medizin vorstellen?
Die aktuelle Version der Mayr-Medizin wird als Mayrprevent®-Therapie bezeichnet. Die so geschulten Ärztinnen und Ärzte füh-

ren eine Fastenkur streng individuell unter Berücksichtigung aller Unverträglichkeiten und Belastungen beziehungsweise Defizite des Körpers und der Psyche des fastenden Gastes durch. Insgesamt wird der Darm als Wurzelsystem der Gesundheit bestmöglich geschont, gesäubert, geschult und substituiert. Auf diesen vier S-Säulen basiert die erfolgreiche Regeneration des Körpers und der Psyche. Sowohl die circa 100-jährige Erfahrung – wenn man das Wirken von F.X. Mayr selbst mitrechnet – als auch die Ergebnisse der aktuellen Forschung bestätigen die Wirksamkeit und Sinnhaftigkeit dieses Konzepts. Insbesondere die Mikrobiom- und Zellforschung haben in den vergangenen Jahren zur Bestätigung der guten Therapieerfolge beigetragen.

Haben Sie vielleicht noch ein paar praktische Tipps für das Fasten?

Sinnvoll ist, ungefähr 6 bis 8 Wochen vor der Fastenzeit eine gründliche Untersuchung der Gesundheitsparameter zu erstellen. Welche das sind, entscheidet idealerweise ein Mayr-Arzt bei einer Voruntersuchung. Dann sollte ein Ausgleich der wichtigsten Defizite erfolgen, bevor man 1 bis 3 Wochen stationär, das heißt in einem zertifizierten Mayr-Therapie-Zentrum, im Fasten begleitet wird. Anschließend wird nach Instruktion vom behandelnden Mayr-Arzt zu Hause weiter gefastet beziehungsweise vorsichtig der Nahrungsaufbau gestaltet. Nach der Mayrprevent®-Therapie sollte eine vollwertige, kohlenhydratreduzierte Kost mit den notwendigen dauerhaften Nahrungsergänzungen – zum Beispiel Vitamin D3 oder Selen – zugeführt werden. Einmal im Jahr sollte man sich durchaus eine Fastenzeit zur Aufrechterhaltung der Gesundheit gönnen. Mit zunehmender eigener Erfahrung kann eventuell der stationäre Teil der Kur verkürzt und der ambulante Teil entsprechend verlängert werden.

Die wichtigsten Fragen zum Fasten

Rückzug auf sich selbst, Verzicht auf Genussmittel, Ablenkung und Zerstreuung, auf Alltagsbeschäftigungen wie Zeitunglesen oder Fernsehen – also im Prinzip das, was im übertragenen Sinne heißt: in die Wüste gehen –, das sollte zum Lebensplan aller Menschen gehören. Und dazu zählt sicher auch das Fasten – und zwar das Fasten als Nichtessen und als Verzicht. Wer einmal persönliche Erfahrungen damit gesammelt hat, baut es im Allgemeinen immer wieder in seinen Lebensplan ein.

Wie oft und wie lange sollte man pro Jahr fasten?

Zweimal pro Jahr, etwa einmal im Frühjahr und einmal im Herbst, für 5 bis höchstens 10 Tage. Wichtig ist dabei, dass damit eine grundsätzliche Ernährungsumstellung eingeleitet wird. Deshalb sind die Aufbautage nach der Fastenkur ausschlaggebend.

Befragen Sie Ihren Arzt zu Ihrem Vorhaben. Möglicherweise, sind individuell einige Dinge zu bedenken. Nehmen Sie regelmäßig Medikamente, dann muss dies berücksichtigt werden.

Kann man eine Fastenkur auch machen, wenn man viel arbeiten muss?

Fasten bedeutet im Grunde auch, der Alltagsroutine den Rücken zu kehren und einmal Zeit für Dinge zu haben, die sonst keinen Platz im vollen Terminkalender finden. Deshalb sollte man sich für eine Fastenkur wirklich Zeit nehmen, am besten sogar Urlaub, oder eine Folge von Feiertagen dazu nutzen. Das sollte übrigens für Erst-Faster obligatorisch sein.

Kann Fasten auch der Gesundheit schaden?

Fasten kann eigentlich nur dann gefährlich werden, wenn die Regeln nicht eingehalten werden oder man schon eine Grunderkrankung hat. Wer zum Beispiel während des Fastens zu wenig trinkt, den Kreislauf durch Spazierengehen und Ähnliches nicht auf Trab hält, riskiert, dass Gesundheitsstörungen auftreten können.

Kann Bittersalz die Darmschleimhaut schädigen?

Bei vorsichtiger Dosierung (am besten noch einmal Arzt oder Apotheker fragen) ist das noch nicht beobachtet worden. Allerdings kann durch die massive, plötzliche Entleerung mit starkem Wasserverlust, die durch Bittersalz hervorgerufen wird, der Kreislauf belastet werden. Deshalb heißt die Empfehlung: viel trinken, für Ruhe sorgen, und wenn der Kreislauf wirklich Probleme machen sollte, Füße hochlegen und durch sanfte Massage der Beine den Kreislauf wieder stabilisieren.

Sind Buttermilch und Sauerkrautsaft nicht genauso wirksam?

Bei all denjenigen, die keine gravierenden Darmprobleme haben und bei denen die Darmfunktion nicht gestört ist, reichen diese Getränke zur Darmentleerung völlig aus. Für Menschen, die jedoch schon eine lang anhaltende Darmträgheit haben, müssen Mittel mit stärkerer Wirkung eingesetzt werden, wie zum Beispiel Bittersalz.

An Abführmittel kann sich der Darm gewöhnen und von ihnen abhängig werden. Besteht diese Gefahr auch bei Bittersalz?

Auch hierbei gilt, dass – wenn die Fastenregeln richtig beachtet und umgesetzt werden – diese Befürchtung unbegründet ist. Deshalb sind Entlastungstag, Fastentage und Aufbautage mit ihrem großen Angebot an Ballaststoffen so wichtig. Denn damit lernt der Darm wieder, natürlich zu funktionieren.

Ist es bewiesen, dass der Körper durch Fasten von Schlackenstoffen befreit wird?

Ja. Während des Fastens muss der Körper auf Eiweiß- und Fettreserven zurückgreifen, um den Stoffwechsel in Gang zu halten. Dabei werden auch diejenigen Substanzen aus dem Gewebe herausgelöst, die sich dort abgelagert haben und zu Schäden führen können. Das sind zum Beispiel das Cholesterin aus den Gefäßwänden, das dort die Arteriosklerose hervorruft, oder Immunkomplexe, die aus unbrauchbaren Eiweißstoffen entstehen und sich in Nerven, Muskel- oder Bindegewebe angereichert haben. Wo sich solche Schlackenstoffe im Körper befinden und wie sie sich durch eiweiß- und cholesterinarme Kost abbauen, ist unter dem Elektronenmikroskop nachweisbar.

Wann darf man eine Fastenkur zu Hause durchführen, und wann sollte man dazu besser in eine Klinik gehen?

Gesunde Menschen können zu Hause fasten. Alle, die regelmäßig Medikamente nehmen, chronisch krank sind oder natürlich auch die, die sich nicht ganz sicher fühlen, sollten ihren Arzt befragen. Jemand, der zum Beispiel starkes Übergewicht hat oder bei dem das Fasten als gezielte Therapie einer bestimmten Krankheit eingesetzt wird, sollte dafür in eine Klinik gehen.

Kann durch Fasten eine Essstörung wie Magersucht oder Bulimie ausgelöst werden?

Zwar kann beim Fasten eine gewisse Euphorie entstehen, doch diese darf man nicht mit einer Sucht gleichsetzen. Allerdings besteht die Möglichkeit, dass eine Magersucht durch ein Heilfasten kaschiert wird. Denn die meisten Magersüchtigen versuchen, ihre Essstörung zu verbergen, und das Heilfasten dient ihnen dann als Rechtfertigungsgrundlage, dass sie ja »etwas Gutes für ihre Gesundheit tun«. Deshalb ist es immer mit Vorsicht zu beurteilen, wenn eine sowieso schon sehr schlanke junge Frau oder auch ein Mann dann noch eine Fastenkur macht. Besprechen Sie Ihr Vorhaben mit Ihrem Arzt.

Die göttliche Kraft im Inneren der Seele

Trotz aller Vorzüge, die das Fasten unserem Organismus bringen kann, sollte ein wesentlicher Aspekt des Fastens auch immer die spirituelle Komponente sein. Denn Fasten bedeutet nicht nur Erholung für den Körper, da er für einen bestimmten Zeitraum keine Verdauungsarbeit leisten muss und die dadurch frei werdende Energie zur Regeneration einsetzen kann, sondern auch für Seele und Geist. Fasten dient nicht nur dazu, den körperlichen Müll zu beseitigen, sondern auch dazu, den geistigen und seelischen Ballast abzuwerfen. Der Fastende ist nicht mehr so stark im materiellen Bewusstsein verhaftet, sondern macht sich für eine kürzere oder längere Zeitspanne unabhängig von den physischen Kräften der Materie. Für eine Weile wird das Trennende, das das menschliche Bewusstsein vom kosmischen Bewusstsein fernhält, aufgehoben, und der menschliche Geist erfährt sich frei von Einschränkungen in der Alleinheit des Göttlichen. Dieses bewusste Sein ohne Einschränkung im Einklang mit sich selbst zeigt uns die Fülle des Augenblicks, die Schönheit der belebten und der unbelebten Natur, befähigt uns wieder zur Achtsamkeit gegenüber Mutter Erde und bringt uns zurück zum Wesen der Schöpfung, deren Kinder wir sind.

Kapitel 9

Fasten mit Geist und Seele

Stress, Hektik und die oft mangelnde Möglichkeit zum Rückzug sind allgegenwärtig in unserer Leistungsgesellschaft. Für Nahrungspausen und erst recht für mehrtägige Fastenphasen ist aber ein gewisser Rückzug nötig, um innehalten und zur Ruhe kommen zu können. So wird das Fasten durch geistige Übungen und Entspannungstechniken wirkungsvoll unterstützt. Hier erfahren Sie bewährte Methoden, die Sie in die Fastenzeit einstimmen und durch sie hindurch begleiten.

Heilende Kraft der Vorstellung – Mentaltechniken

Mentaltechniken sind in erster Linie Geistesübungen, die eine bestimmte Geisteshaltung vermitteln sollen und durch die ein Ziel – etwa Wohlbefinden und Ausgeglichenheit – erreicht werden soll. Mithilfe von Gedanken und Gefühlen, ausgelöst durch innere Bilder, wird der Bewusstseinszustand beeinflusst. Durch eine Art Um- und Neuprogrammierung unseres Geistes werden etwaige Hungergefühle oder Missempfindungen, die sonst unsere Gedanken beherrschen und uns die Energie rauben, von unserer Konzentration abgezogen und damit abgemildert oder ganz zum Verschwinden gebracht. Forschungen über Mentaltechniken haben gezeigt, dass Gedanken und Gefühle tatsächlich Auswirkungen auf die physiologischen Abläufe in unserem Körper haben, und zwar aus verschiedenen Gründen: Sie ändern langfristig unsere Einstellung zu uns selbst und zu unserem Umfeld, unsere Handlungsweisen und damit unser Leben im Alltag. Es gibt verschiedenste Möglichkeiten, Geist und Seele – und damit Gedanken und Gefühle – zu beeinflussen und zu verändern.

Gute Gefühle einprogrammieren – mit Autosuggestion und Visualisierung

Diese Methoden funktionieren ähnlich wie das Autogene Training. Sie arbeiten mit formelhaften Sätzen und bildhaften Vorstellungen.

Die Autosuggestion soll eine optimistische Denkhaltung vermitteln und in der Konsequenz dann auch ein gutes Körpergefühl. Ein Beispiel: Wer morgens nach dem Aufstehen beim Blick in den Spiegel denkt: »Oh, wie furchtbar sehe ich heute wieder aus!«, wird den Tag sicher schlechter durchlaufen als jemand, der seinem Spiegelbild Schönheit und eine fröhliche Ausstrahlung abgewinnen kann. Die Autosuggestion ist in jeder Alltagssituation anwendbar, beim eben erwähnten Blick in den Spiegel ebenso wie beim Autofahren, im Gespräch mit anderen oder beim abendlichen Zubettgehen.

Kreieren Sie einfach Ihre persönlichen Suggestionsformeln, zum Beispiel: »Mir geht es gut.« »Ich fühle mich wohl.« »Ich habe Kraft für meinen Alltag.« Auch Ihre persönlichen Ziele und Wünsche können Sie auf diese Weise Ihrer Psyche suggerieren: »Ich werde frisch und vital durch die Fastenzeit gehen und mich danach wie neugeboren fühlen.« Halten Sie Ihre Suggestionssätze immer möglichst einfach und kurz, vermeiden Sie unbedingt negative Formulierungen. Sagen Sie sich also nicht »Ich bin nicht mehr traurig«, sondern: »Ich bin fröhlich.«

Die Visualisierungsmethode ist eine mittlerweile immer häufiger angewendete Technik, wenn es darum geht, die Heilung von körperlichen Krankheiten und Störungen zu unterstützen. So wird sie auch in der Krebstherapie teilweise mit gutem Erfolg als ergänzende Maßnahme eingesetzt. Bei der Visualisierungstechnik stellt man sich besonders angenehme und schöne Situationen vor: Zum Beispiel begibt man sich auf eine Fantasiereise an einen Traumstrand, an dem man Sonne, Wasser und Wellenrauschen wahrnimmt. Man versucht dann, diese positiven Energien einzufangen und in seinen Körper einfließen zu lassen, damit sie dort ihre heilende Wirkung entfalten können.

Mehr bewusstes Sein durch Meditation

Diese Methode ist bewährt, um spirituelle Erfahrungen zu sammeln, sein Bewusstsein zu erweitern und die Selbstheilungskräfte des Körpers und der Seele zu wecken. Der Begriff stammt von dem lateinischen Wort *meditatio* und heißt »das Nachdenken über«. Er wird auch in der Bedeutung von »zur Mitte ausrichten« verwendet, abgeleitet vom lateinischen Wort *medius*, die Mitte. Dass Meditation tief greifende Veränderungen im Organismus bewirkt, geistige Neuorientierungsprozesse in Gang bringt und auf diese Weise die Sichtweisen der Menschen zu verändern vermag, ist mittlerweile wissenschaftlich bewiesen. So zeigten Untersuchungen eines amerikanischen Forscherteams von der Harvard-Universität, dass Meditation und Gebet Auswirkungen auf die Größe und die Aktivität des Gehirns haben. Durch die meditative Versenkung werden laut den Forschern Gebiete im menschlichen Gehirn verändert, die für die kognitive und emotionale Verarbeitung und für das Wohlbefinden zuständig sind. Meditation nimmt auf verschiedenste Prozesse im Körper einen günstigen Einfluss, denn der Übende gerät nicht nur in einen tiefen Zustand der Entspannung, sondern erfährt zusätzlich eine Harmonisierung der beiden Gehirnhälften.

Fasten und Meditation: das perfekte Paar

Die Technik der inneren Stille oder auch der tiefen Entspannung geht auf eine jahrtausendealte Tradition zurück und wird in vielen Kulturen genauso wie das Fasten praktiziert. Ihre religiösen Wurzeln hat die Meditation jedoch vor allem im fernöstlichen Raum, also besonders im Hinduismus, Buddhismus und Taoismus. Dort besitzt sie eine ähnliche Bedeutung wie das Gebet im Christentum. Durch den Zustand wacher, aber sehr tiefer Stille können sich die Gedanken ordnen, und der Geist vermag zur Ruhe zu kommen. Wenn sich der Meditierende beispielsweise auf seinen eigenen, spürbaren Atem konzentriert und diesen in jeden Winkel seines Körpers fließen lässt, hat dies einen höchst entspannenden Effekt. Im Zustand der Versenkung lösen sich Blockaden, die Energie kann wieder frei fließen, und es öffnen sich innere Räume, die den Fastenprozess auf höchst wirkungsvolle Weise unterstützen.

Ruhe und innerer Ausgleich – Entspannungstechniken

Neben den mentalen Techniken, also mithilfe von Visualisierungen und tiefer Versenkung einen anderen Bewusstseinszustand zu erreichen, gibt es auch Techniken mit dem Wirkprinzip der geistig-seelischen Entspannung, die sich auf das vegetative Nervensystem überträgt und dann an den Organen spezielle Effekte erzielt wie Spannungsänderung der Gefäße, verbesserte Durchblutung und Regulation der Herz- und Kreislauftätigkeit. Hier nun zwei wirkungsvolle und bewährte Techniken, die Ihnen helfen können, zu innerer Ruhe und Harmonie zu gelangen:

Die Formeln für mehr Ausgeglichenheit – Autogenes Training

Beim Autogenen Training lernen Sie, mithilfe festgelegter Formeln oder Sätze in einen Zustand tiefer Entspannung zu gelangen. Autogenes Training wird auch als Yoga des Westens bezeichnet. Sie können das Autogene Training in folgenden drei Positionen durchführen:

- 1. Im Liegen auf einer weichen, bequemen Unterlage.
- 2. In der Kutscherstellung, das heißt sitzend mit locker herabhängenden Armen und Schultern.
- 3. Im Sitzen mit aufrechtem Kopf und den Händen an der Brust auf der Höhe des Schlüsselbeines ruhend.

Schwereübung

Schließen Sie die Augen und sagen Sie sich gedanklich dreimal folgende fünf Grundformeln vor. Beginnen Sie mit Ihrer dominanten Hand, Rechtshänder also mit der rechten, Linkshänder mit der linken Hand:

- Mein rechter Arm ist angenehm schwer.
- Mein linker Arm ist angenehm schwer.
- Mein rechtes Bein ist angenehm schwer.
- Mein linkes Bein ist angenehm schwer.
- Mein ganzer Körper ist angenehm schwer.

Zum Beenden der Übung führen Sie die Zurücknahme durch, um sich zu aktivieren:

- Spannen Sie die Armmuskulatur an.
- Beugen und strecken Sie die Arme etwa zehnmal kräftig mit geballten Fäusten.
- Machen Sie zwei bis drei tiefe Atemzüge.
- Öffnen Sie die Augen.
- Dehnen und strecken Sie Ihren Körper.

Anspannung für mehr Entspannung – Progressive Muskelentspannung

Etwa zu der Zeit, als in Deutschland das Autogene Training entstand, wurde in Amerika die Progressive Muskelentspannung (PME) vom Arzt und Physiologen Edmund Jacobson entwickelt. Der Psychophysiologe hatte nämlich beobachtet, dass zwischen seelischer Anspannung wie Angst oder Stress und der Verspannung bestimmter Muskeln ein Zusammenhang besteht. So ist es zum Beispiel für ängstliche Menschen typisch, dass sie die Schultern immer leicht angezogen halten, also den Kopf einziehen. Diese Haltung bringt auf Dauer eine Verspannung und Energieblockade im Körper.

Doch die Wirkungsfolge *psychische Belastung – Muskelverkrampfung* kann man umkehren und damit Spannungsgefühle abbauen. Das heißt, wenn Muskeln bewusst angespannt und dann wieder entspannt werden, hat das auch einen Effekt auf die Psyche. Wie bei anderen Entspannungstechniken gilt auch hier, dass die Wirkung immer schneller und stärker eintritt, je besser man die Methode eingeübt hat. Jede Anspannung sollte ungefähr 5 Sekunden lang gehalten werden. In der Entspannungspause, die etwa eine halbe Minute dauert, nimmt man dann genau wahr, welche Empfindungen in der jetzt lockeren Muskelpartie entstehen – Kribbeln, Wärme oder angenehme Schwere. Jede Übung kann ein- bis zweimal wiederholt werden.

Atmen gegen den Schmerz – Atemübungen

Mit einer guten Atemtechnik können Sie zu tiefer Ruhe und Ausgeglichenheit kommen, Ängste und Anspannungen lösen und den Körper gleichzeitig optimal mit lebenswichtigem Sauerstoff versorgen.

Tiefe Bauchatmung

- 1. Legen Sie sich entspannt auf den Boden, die Unterschenkel ruhen erhöht auf einem Hocker oder Stuhl.
- 2. Legen Sie drei Bücher unterhalb des Nabels auf den Bauch. Atmen Sie tief und ruhig. Spüren Sie, wie der Atem in den Bauch fließt und die Bücher hebt.
- 3. Nehmen Sie jetzt ein Buch nach dem anderen herunter. Der Bauch fühlt sich immer leichter an, der Atem fließt freier.
- 4. Legen Sie zum Abschluss die Hände auf den Bauch, und spüren Sie nun noch einmal der Atmung in Ihrem Unterleib nach.

Tiefe Brustatmung

- 1. Verschränken Sie die Hände in Nabelhöhe, die Handflächen zeigen nach oben.
- 2. Während des Einatmens heben Sie nun die Hände bis auf Brusthöhe.
- 3. Jetzt drehen Sie die Handflächen nach unten und atmen dabei ganz langsam aus.
- 4. Die Hände wandern wieder in die Ausgangsposition zurück.

Brustkorbdehnung

- 1. Lassen Sie die Arme locker gestreckt neben dem Körper hängen.
- 2. Atmen Sie nun langsam und tief ein, führen Sie dabei die Arme seitlich nach oben, bis sie die Form eines Ypsilons erreicht haben.
- 3. Atmen Sie nun ganz langsam und gleichmäßig aus und lassen Sie dabei die Arme wieder in die ursprüngliche Position sinken.

Yoga – die Vereinigung von Körper und Geist

Die reine und ursprüngliche Form des Yoga diente der Veränderung des Bewusstseins und der Überwindung des Ichs: Die Kunst des Yoga hatte eine Befreiung von irdischen Bedürfnissen, eine Reinigung des Geistes und die Verschmelzung mit dem Absoluten zum Ziel – einer transzendentalen Wirklichkeit jenseits von Zeit und Raum.

Lange Zeit waren Yogaübungen daher eher etwas für verrückte Hippies, und wer eine Yogamatte sein Eigen nannte, der durfte sich der alternativen Szene zuordnen.

Heute schießen Yogaschulen allerorts wie Pilze aus dem Boden, und Yoga hat sich als Königsdisziplin der Mental- und Entspannungstechniken inzwischen quer durch alle Gesellschaftsschichten hindurch etabliert. Woher aber kommt der große Erfolg der 3000 Jahre alten indischen Philosophie und Meditationskunst?

Aktive Körpermeditation

Anders als bei allen anderen Meditationstechniken geschieht Meditation nicht primär durch den Geist, sondern durch den Körper. Die Asanas (Körperstellungen) sind äußerer Ausdruck der inneren Haltung. Untrennbar mit den Asanas verbunden ist das Pranayama, die kontrollierte Atmung. Sie ist integraler Bestandteil des Yoga, und erst durch das Pranayama wird eine Übung zur Yogaübung. Der Atem wird im Yoga mit der Lebensenergie des Menschen gleichgesetzt. Asanas werden daher immer im Fluss mit dem Pranayama ausgeübt. Diese Verbindung der geistigen mit der körperlichen Ebene hat eine sehr positive Wirkung auf den Gesamtorganismus und das allgemeine Wohlbefinden. Neueste Untersuchungen von Forschern an der University of Illinois förderten Erstaunliches zutage. So besitzt Yoga großen Einfluss auf unsere Gehirnaktivitäten und unsere Gehirnleistung sowie auf das vegetative Nervensystem. Die kontrollierte und bewusste Tiefenatmung bei den Asanas erzeugt eine bessere Durchblutung der Organe und der Muskeln als bei anderen Sportarten. Selbst auf den Hormonhaushalt und das Immunsystem nimmt Yoga positiven Einfluss, denn durch die Asanas werden die endokrinen Funktionen des Körpers stimuliert. Dies geschieht durch die wechselseitige Druckbelastung und -entlastung, die bei den Asana-Bewegungen auf bestimmte Drüsen des Körpers ausgeübt wird. Die Arbeit mit dem eigenen Körpergewicht stärkt die Muskelkraft und die Balancefähigkeit des Bewegungsapparates, und die positiven Auswirkungen des Yoga machen sich schon nach einer Übungswoche bemerkbar.

Dies sind die wesentlichen Gründe, warum sich immer mehr Menschen dem Yoga zuwenden und die Übungen zum festen Bestandteil ihres Alltags werden lassen.

Aufgrund der Vielseitigkeit, die das Yoga bietet, entwickelt es sich ständig weiter, und es existieren inzwischen viele Möglichkeiten, Yoga zu betreiben. Die vielen Stile und Arten, die sich dabei entwickelt haben, machen es dem Anfänger nicht leicht, sich in der Welt des Yoga zurechtzufinden. Hier geben wir Ihnen einen Überblick über die bekanntesten Arten des Yoga:

Anusara-Yoga Geeignet für Anfänger und Fortgeschrittene, die den Fokus auf den spirituellen Hintergrund des Yoga legen.
Hatha-Yoga Einsteiger, die die Grundregeln des Yoga lernen wollen, sollten damit beginnen.
Iyengar-Yoga Für Yogaschüler, die ihren Körper ganz genau kennenlernen möchten oder Verletzungen haben.
Ashtanga- und Vinyasa-Yoga Nicht ganz für Anfänger, aber für alle, die Wert auf Kondition legen.
Shivamukti-Yoga Fortgeschrittene, die spirituell und körperlich gefordert werden möchten und gerne mit Musik üben, sind hier richtig, ebenso beim
Sivananda-Yoga, bei dem der Fokus ebenfalls auf die meditative Seite des Yoga gelegt wird.
Kundalini-Yoga Gut für Yogis, die mehr Wert auf Durchhaltevermögen statt Dynamik setzen und sich für Spiritualität und die Kunst des richtigen Atmens interessieren.

Daneben gibt es noch zahlreiche exotische Varianten, so etwa das Bikram-Yoga, das in einem Saunaraum mit geringer Hitze ausgeübt wird.

Yogaübungen zur Entspannung

Für alle, die bisher noch keine oder kaum Berührung mit Yoga hatten, hier drei Asanas (Yogübungen), die sich besonders gut zur tiefen Entspannung eignen.

Fersensitz

Diese Übung eignet sich gut für Konzentration und innere Einkehr.

- Sie sitzen auf beiden Fersen. Die Knie sind geschlossen, die Fersen zeigen nach außen, und die großen Zehen liegen über Kreuz.
- Der Rücken ist gerade (kein Hohlkreuz!).
- Ihre Hände liegen mit den Handflächen nach oben in Ihrem Schoß. Die rechte Hand liegt dabei in der linken.
- Verharren Sie in dieser Position so lange, wie es Ihnen guttut. Denken Sie an etwas Angenehmes.

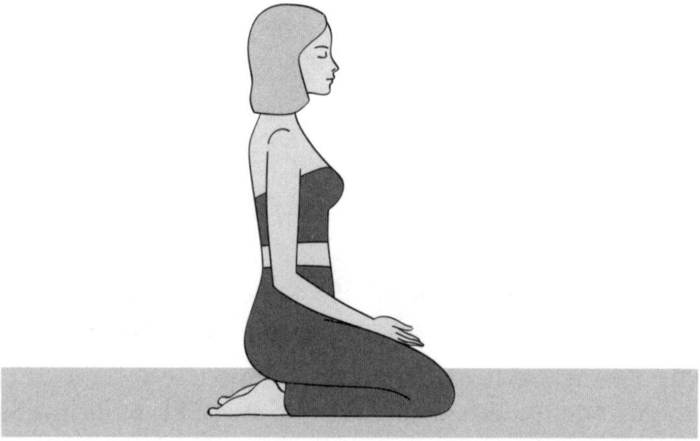

Eingerolltes Blatt

Diese Übung führt zu einer sanften Dehnung im Körper und hilft, Blockaden zu lösen, damit die Energie wieder ungehindert fließen kann.

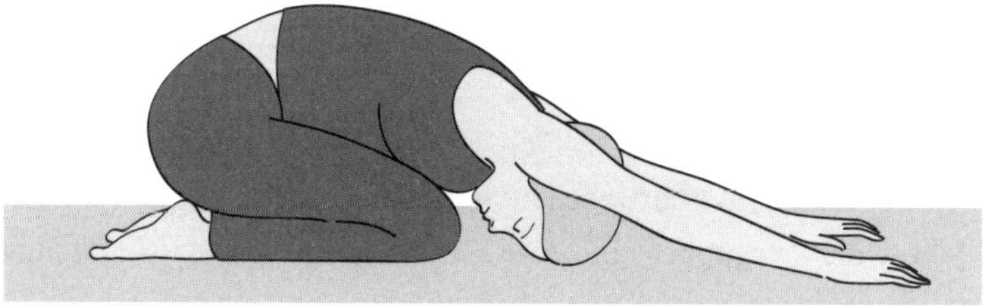

- Gehen Sie in den Fersensitz, beugen Sie den Oberkörper langsam nach vorne und legen Sie die Stirn auf den Boden.
- Strecken Sie die Arme nach vorne aus. Schließen Sie die Augen und verharren in dieser Position, bis Sie völlig zur Ruhe gekommen sind.

Der Schwamm

Diese Übung führt bei regelmäßiger Anwendung zu einer besonders starken Tiefenentspannung.

- Legen Sie sich ganz flach auf den Rücken.
- Die Beine sind ausgestreckt; die Arme ruhen ebenfalls gestreckt seitlich am Körper, die Handflächen zeigen nach unten.
- Bleiben Sie so lange liegen, bis Ihr Körper und Ihr Geist von tiefer Ruhe und Ausgeglichenheit erfüllt sind.

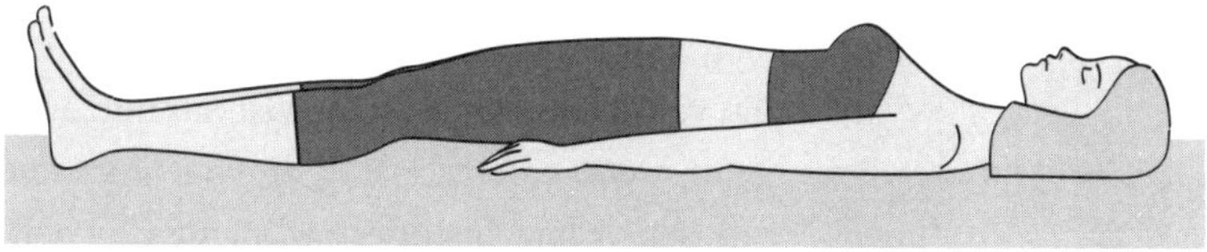

Qi Gong: Gymnastik auf Chinesisch

Qi Gong (sprich: Dschi Gong) ist chinesisch und kann mit »Übung des Atems« übersetzt werden. Über Jahrtausende hinweg wurde diese Volksheilkunst in China geheim gehalten und nur in buddhistischen Klöstern gelehrt. Der Hauptinhalt des Übungssystems besteht in der Aktivierung der Lebensenergie. Dabei ist das Qi in der chinesischen Philosophie und Medizin der Atem, im übertragenen Sinne die Lebensenergie, die durch uns fließt. Die Bewegungen sind eine Mischung aus Gymnastik, Meditation und Kampfsport und werden im Zeitlupentempo ausgeführt, um die Konzentration auf Atem und Körper zu erhöhen.

Die Übungen des Qi Gong harmonisieren den Energiefluss im Körper und stellen einen energiereichen Seinszustand her. Eine ganz besondere Bedeutung hat Qi Gong für den Stressabbau und zur Beruhigung. Wer es gut beherrscht, kann Stresssituationen sozusagen mit wenigen Atemzügen in den Griff bekommen, innerlich ganz ruhig bleiben und dadurch sicher entscheiden, was im jeweiligen Augenblick am besten zu tun ist. Qi Gong ist in etwa vergleichbar mit dem westlichen Autogenen Training.

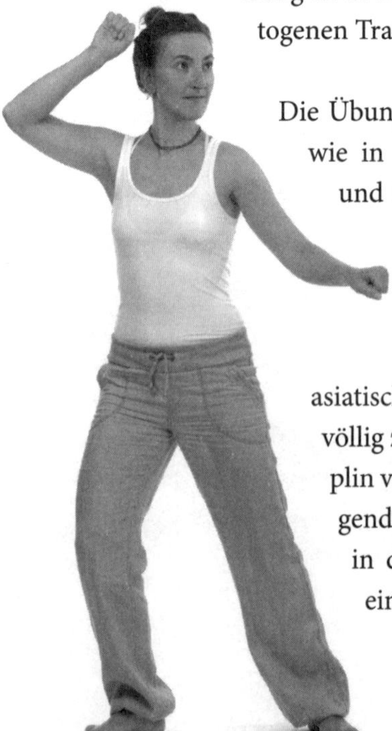

Die Übungen des Qi Gong werden ganz langsam, wie in Zeitlupe, ausgeführt, also immer sanft und fließend, nicht stockend und ruckartig. Außerdem sollen die Übungen nicht anstrengen, nicht belasten und auf keinen Fall in Leistungssport ausarten. Das liefe dem Denken, das in der asiatischen Medizin und Philosophie besteht, völlig zuwider. Trotzdem ist eine gewisse Disziplin vonnöten, denn Qi Gong ist nur nutzbringend, wenn es regelmäßig durchgeführt und in den Alltag integriert wird. In China ist eine Heilgymnastik wie Qi Gong immer gleichzeitig auch eine Atem- und Meditationsgymnastik. Sie wirkt also nach einem ganzheitlichen Prinzip und versorgt Körper, Geist und Seele gleichermaßen mit positiver Energie. Qi Gong regt Herz und Kreislauf an, fördert Durchblutung und Stoffwechsel, stärkt die Abwehrfunktionen und sorgt für Elastizität und Spannkraft in Knochen, Muskeln, Bändern und Gelenken. Außerdem wirken die Übungen ausgleichend auf die Psyche und stärken die geistigen Fähigkeiten wie Konzentration, Gedächtnis und Kreativität.

Inzwischen wurde die positive Wirkung von Qi Gong in wissenschaftlichen Testreihen bewiesen. Es kräftigt den Kreislauf, stärkt das Immun- und das Nervensystem, reguliert den Blutdruck und verlangsamt Atmung und Herzschlag. Deshalb gehört vor allem in chinesischen Kliniken Qi Gong zum Behandlungsrepertoire und wird auch von schulmedizinisch orientierten Ärzten empfohlen.

Fünf Übungen zum Qi Gong

Die folgenden fünf Übungen lassen sich leicht im Alltag durchführen und helfen Ihnen, Gesundheit und Wohlbefinden zu verbessern.

Übung 1

- Aufrecht stehen, die Wirbelsäule gerade strecken, die Schultern nach hinten nehmen.
- Arme in Brusthöhe nach vorne strecken, Hände zur Faust schließen.
- Den linken Fuß in weit gebogenem Schritt nach vorne setzen, zweimal die Arme weit zur Seite öffnen.
- Den linken Fuß wieder zurückziehen, den Rumpf beugen und die Hände auf die Knie legen. Die Hände liegen locker auf den Kniescheiben, die Ellbogen zeigen nach außen.
- Die Knie so weit wie möglich beugen, dabei die Fersen möglichst auf dem Boden lassen.
- Das Kinn an die Brust legen, die Wirbelsäule dehnen und wieder aufrichten. Die Übung auf der anderen Seite wiederholen, jede Seite dreimal üben.

Übung 2

- Aufrecht mit geradem Rücken stehen, die Beine sind geschlossen.
- Linken Fuß schulterbreit zur Seite setzen, linken Arm gestreckt seitlich nach oben führen, bis er senkrecht steht.
- Rechte Hand in die Hüfte stützen und nun dreimal den gesamten Oberkörper nach rechts beugen. Der linke Arm bleibt dabei gestreckt.

Übung 3

- Wie Übung 2. Dann die linke Körperseite und die Innenseite des rechten Beines dabei ausgiebig dehnen.
- Die Übung auf der anderen Seite wiederholen, jede Seite dreimal üben.

Übung 4

- Aufrecht mit leicht gespreizten Beinen stehen und die Hände langsam zum Mund heben.
- Die Augen schließen, massierend mit den Mittelfingerspitzen über die Mittellinie des Kopfes nach hinten bis zum Nacken und schließlich vom Nacken entlang des Haaransatzes bis zur Stirn fahren.
- Diese Gesichts- und Nackenmassage sechsmal durchführen.

Übung 5

- Den Körper in aufrechter Position sehr gerade halten, die Schultern zurücknehmen.
- Augen schließen, die Hände wie zum Gebet aneinanderlegen, die Ellbogen und Unterarme dabei waagrecht halten.
- Dann die Innenflächen sanft gegeneinanderreiben.
- Nach alter chinesischer Überlieferung hat diese Übung einen sehr entspannenden Effekt und verhilft zu geistiger Ruhe und Ausgeglichenheit.

Register

Adressen

Prof. Dr. Dr. Claus Muss
Ernährungsmedizinisch-Immunologische Schwerpunktpraxis
Europäischer D-A-CH Verband für Stressmedizin e.V.
Schaezlerstr. 6
D-86150 Augsburg

Dr. oec. troph. Karin Mante
Ernährungsberatung
Schaezlerstr. 6
D-86150 Augsburg

MUDr. Univ. Prag Zdenka Badal
Privatpraxis für personalisierte Medizin
Maximilianstraße 2
D-80539 München
und
Schaezlerstr. 6
D-86150 Augsburg

Prof. Karl Neeser
Sportwissenschaftler
Schaezlerstr. 6
D-86150 Augsburg

Internationale Gesellschaft für Präventionsmedizin
Währingerrstr.63
A-1090 Wien
www.i-gap.org

Zentrum Aesthetische Medizin
Pilatusstr.35
CH-6003 Luzern

Prof. Dr. med. Ulrich Josef Winter
Internist, Kardiologie, Sportmedizin, Stressmedizin
Deutscher Dachverband für Stressmedizin
Heisinger Str. 17
D-45134 Essen

Prof. Dr. med. dent Tilman Fritsch
Obere Bahnhofstr. 15
D-83457 Bayerisch Gmain

Dr. Henning Sartor
Dannebergplatz 6/8
A-1030 Wien

Labor Biovis Diagnostik MVZ GmbH
Justus-Staudt-Straße 2
D-65555 Limburg-Offheim

Dr. scient. med. Urs Gruber
Gesundheits-Campus der St. Elisabeth Universität
Luzernerstrasse 69
CH-6030 Ebikon/Luzern

Bildnachweis

Fotolia: Alexander Raths (38), nicolasprimola (101/links), Martha Kosthorst (101/rechts), gradt (171).
Wikimedia: Emeldir (81/3. Bild von oben), NEURotiker (81/ 1., 2. und 4. Bild von oben), H. Hoffmeister (113), LadyofHats (123).